河北省科普专项项目编号 22557702K

女性乳腺健康

守护宝典

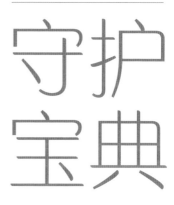

罗宝萍
孔令霞

主编

U0387224

化学工业出版社

·北京·

内容简介

　　《女性乳腺健康守护宝典》科普图书是为了响应国家"普及健康知识、积极预防癌症"的号召，针对女性大众和乳腺疾病患者精心创作的防治乳腺疾病的科普漫画书。本书分为两部分，第一部分主要面向广大群众，包括乳腺基础解剖知识、乳腺的基本筛查、乳腺疾病病因、诊断、病理知识等，对乳腺疾病进行全方位多层次介绍，直观地了解乳腺的结构与功能，认识乳腺疾病的早期症状，了解乳腺疾病的检查手段；第二部分主要面向乳腺疾病患者，包括乳腺疾病治疗原则，常用药物，康复期自我管理以及按时复查等。

图书在版编目（CIP）数据

女性乳腺健康守护宝典 / 罗宝萍，孔令霞主编. --
北京：化学工业出版社，2023.10
　ISBN 978-7-122-44038-9

　Ⅰ.①女… Ⅱ.①罗… ②孔… Ⅲ.①乳房疾病-防
治 Ⅳ.①R655.8
　中国国家版本馆 CIP 数据核字（2023）第 154014 号

责任编辑：李少华　　　　　　　　　　装帧设计：刘丽华
责任校对：宋　玮

出版发行：化学工业出版社（北京市东城区青年湖南街 13 号　邮政编码 100011）
印　　装：中煤（北京）印务有限公司
880mm×1230mm　1/32　印张6½　字数150千字　2023年11月北京第1版第1次印刷

购书咨询：010-64518888　　　　　　　售后服务：010-64518899
网　　址：http://www.cip.com.cn
凡购买本书，如有缺损质量问题，本社销售中心负责调换。

定　　价：48.00 元

编写人员

主　编　罗宝萍　孔令霞

副主编　张志生　张　颖　张晓晨

参　编　曹　佳　崔培雪　曹启环　曹宇星　冯志林

　　　　孔　洁　吕骏卿

主　审　薛　军

自序

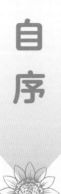

　　2019年10月1日，国庆节，一个普天同庆的日子。可我却迎来了人生中最灰暗的时刻——我被确诊为乳腺癌患者。我作为一名护理管理者，从事护理工作27年中，对遇到的一些年轻女性肿瘤患者总是在安慰和帮助，然而自己成为一名癌症患者却始料未及。

　　拿到结果的那天，天空晴好，万里无云，我却感到太阳是那样的毒辣、那样的刺眼，仿佛要烧尽一切，灼烧着我的眼睛，流淌出无尽的泪水。怎么会是我？为什么是我？凭什么是我？没有人能回答我的问题，我只能一个人蜷缩在家里的沙发上默默流泪。我甚至不敢号啕大哭，我太清楚"癌"这个字眼能为一个家庭带来多大的冲击！也太清楚接下来我要面对的治疗有多么的痛苦，生命是否可以延续……

　　悲痛难抑，但我深知，面对疾病，战胜病魔是我唯一的选择。很快，在领导和同事的开导下，我调整情绪，稳住心神，接受现实，迎接挑战，配合治疗。

　　我预见了治疗的痛苦，却未曾预见治疗的不良反应能有那么难受！我如同打小怪兽一般，一关一关地闯。手术、放疗、化疗……数九寒天，为了减轻化疗不良反应，我头上戴着冰帽、嘴里含着小冰块、手握着冰袋、脚下也踩着冰袋；炎热酷暑，放疗后局部皮肤反应让我半裸在家；我从一个一年四季都不爱出汗的"小干人"变成了一动一身汗的"小汗人"。日子就这样难熬却也如流水一般地过了下来，渐渐地时间淡化了我的痛苦，也让更多的美好镌刻在我的记忆里。我记得手术清醒以后，丈夫红了的眼眶，记得手术前和病友们嘻嘻哈哈聊着的家常，记得手术之后，大家一起哼哼呀呀却彼此扶持着熬过了一天又一天，记得回家后母亲熬的银耳百合粥和病友小白妹妹远方邮寄来的又大又甜的杏子。是的，老天给我的考验和磨炼，我闯过来了。重归职场的我虽然没有了那一头温婉的卷曲长发，却又重新给我了一头乌黑坚挺的干练短发。不服输的我坚持康复期日日锻炼，我的身材甚至比生病前更加有型！同事们都说，我比患病前更漂亮、更有气质！

转眼三年已逝，这一路的腥风血雨，这一路的犹豫彷徨，我不止一次地庆幸我是一名护理工作者，故而我能够及早发现并能够得心应手地配合治疗，能及时缓解药物的不良反应，2020年7月我重返工作岗位，开始了正常的工作和生活。有条不紊的生活和工作之余，让我不能放下的是更多和我一样患病的姐妹们，想起她们在诊疗过程中的迷茫彷徨，她们可能更加无助，可能要走更多的弯路。于是我想，以我自身经历，结合专业的知识，帮助即将或正在与乳腺癌抗争的姐妹们，更好地打赢这场发生在身体里、却又真实存在的战争！

我的感悟：①我有医学背景，能够很好地配合诊疗；②医务工作者和患者的双重身份可以有效沟通，减少医患知识信息不对称产生的误解；③医学背景让我自检早期发现、早诊、早治，得以进行保乳手术，保存了女性特征，社会归属感增强。

为此我们创作了科普漫画图书——《女性乳腺健康守护宝典》。该书以简单趣味的漫画讲解了乳腺及乳腺癌的相关知识，其中"守护日记"板块记录了我在治疗、康复等不同时期，自我管理的感受和解决办法。希望姐妹们在与乳腺癌斗争中能够知己知彼，百战不殆，在整个治疗、康复过程中找到适合自己的办法，以最好的身体状态、最佳的心理状态积极配合医生完成治疗，对自己进行全程管理，早日打赢这场没有硝烟的战役。同时，也希望更多的人能够认识到乳腺癌的危害，从而调整生活习惯，及时进行检查，提前预防！

罗宝萍

2023年8月

前言

　　世界卫生组织2020年发布的数据显示，全球乳腺癌新发病例高达226万，成为全球女性第一大癌。2021年中国的乳腺癌新发病例约为42万，占全球乳腺癌新发病例的18.58%。《"健康中国2030"规划纲要》提出：全面开展乳腺癌"全方位、全周期"健康管理，以人民的生命周期健康管理为核心目标，加强乳腺癌的早期预防和高危人群筛查，是促进健康中国的重要抓手。

　　《女性乳腺健康守护宝典》科普漫画图书是在"普及健康知识、积极预防癌症"的背景下，针对女性大众和乳腺癌患者精心创作的防治乳腺癌的科普漫画书籍。本书分为两大部分，第一部分介绍乳腺正常解剖知识、乳腺癌筛查方法等；第二部分主要介绍乳腺癌手术、放疗、化疗、靶向治疗及内分泌治疗的管理、康复期自我管理以及随访等。本书经过收集大量的乳腺癌患者的就医体验及疾病治疗、护理、康复过程中的数据，将遇到的问题编纂于其中，着重阐述了乳腺癌患者诊治过程中治疗方式的选择、治疗中的反应观察与处理及术后康复锻炼的标准动作与持续时间等常见问题的处理。

　　本书旨在向女性朋友们普及乳腺癌的防治知识，提醒广大女性朋友关注自身健康，摒弃不良生活习惯，开展自我风险筛查、参加群体性筛查，真正做到早筛、早诊、早治，降低人群乳腺疾病死亡率，为乳腺癌患者治疗、护理、康复提供一个全周期、全方位的管理，使患者实现疾病治愈，早日回归正常生活。

本书由罗宝萍、孔令霞主编，薛军主审。

本书在撰写过程中得到了很多一线医护专家的指导，在此一并表示感谢。本书如有不足之处，请大家批评指正，待改版时不断完善。

薛军

2023年8月

目
录
CONTENTS

第一章　乳腺的解剖和功能·001

第二章　乳腺病变·007

第三章　乳腺癌的发生与预防·015

第一节　概述·016

第二节　乳腺癌的高危因素·018

第三节　乳腺癌的早诊·019

第四节　乳腺癌的表现·020

第五节　乳腺活检·023

第六节　乳腺癌的分期·024

第七节　乳腺癌病理报告·025

第四章　乳腺癌筛查·029

第一节　乳腺的自检·030

第二节　临床乳腺筛查·033

第五章　乳腺癌的手术治疗·043

第一节　概述·044

第二节　乳腺癌前哨淋巴结检查·047

第三节　乳腺癌术前准备·048

第四节　乳腺癌乳房重建·056

第五节　乳腺癌术后护理·063

第六节　上肢淋巴水肿的预防和控制·079

第六章　乳腺癌的化学药物治疗·083

第一节　概述·084

第二节　化疗的不良反应及应对·090

第七章　乳腺癌的放射治疗·101

第一节　概述·102

第二节　放疗的不良反应及应对·108

第八章　乳腺癌的靶向治疗·111

第一节　概述·112

第二节　常用的靶向治疗药物·113

第九章　乳腺癌的内分泌治疗·115

第一节　概述·116

第二节　药物·119

第三节　药物不良反应的观察与处理·121

第十章　乳腺癌康复期自我管理·127

第十一章　乳腺癌患者的性生活及生育问题·143

第十二章　乳腺癌的复发和转移·153

第十三章　生活方式与饮食·157

第一节　生活方式影响乳腺癌预后·159

第二节　调整膳食结构·162

第十四章　中医治疗·183

参考文献·189

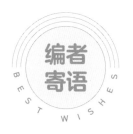

元气满满　　编者寄语　　向阳而生

BEST WISHES

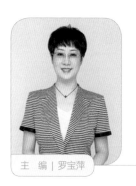

主编 | 罗宝萍

癌症不可怕，可怕的是没有和它对抗的勇气！

让我们咬着牙、倔着骨！

和癌细胞痛痛快快地战一场！

请相信医学、相信科学，向光而行！

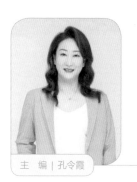

主编 | 孔令霞

我们一定是最后的胜利者！

不经历风雨，怎么见彩虹。

你我同行，使生命的长度及宽度不断拓展。

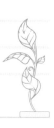

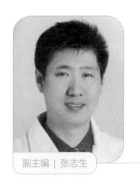

副主编｜张志生

先见之明是能见微知著的智慧，

您和我的相连会帮助您通过细节来判断事物的发展，

并做出有利于您自己的选择。

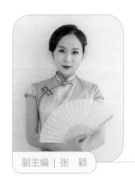

副主编｜张　颖

人生之路，并非总是一路高歌，起起伏伏才是常态。

遇到挫折不可怕，重要的是我们面对挫折时的心态。

若命运将我踩进土里，我便扎根向下，

准备破土而出，焕发新生；

若风雨欲摧折我的翅膀，我便乘风破浪，

扶摇直上九万里！

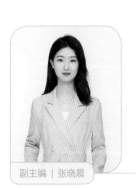

副主编｜张晓晨

人生是自己的，身体是自己的，

不斗一斗怎么知道自己不会赢？

只要你打起精神，再加上医院的精兵强将，

胜利指日可待！

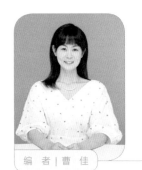

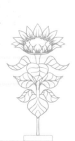

人生自在常如此，何事能妨笑口开？

愿幸福常伴，永沐春风！

编者｜曹佳

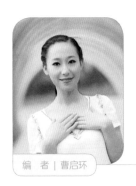

坚强勇敢向前冲，风雨过后有彩虹，

愿朋友们用知识的力量武装自己，

走出风雨，拥抱彩虹。

编 者｜曹启环

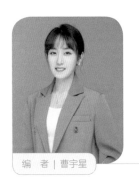

你的安康不仅仅属于你自己，也属于所有爱你的人，

他们想把世界上所有的阳光都采入你的心间，

把健康和快乐扎一束最美的鲜花献给你。

只愿你生命的每一天都健康、快乐！

编 者｜曹宇星

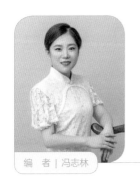

人生在世，难免会遇到荆棘和坎坷，

但风雨过后，一定会有美丽的彩虹。

愿您坚强面对，早日战胜病魔，向阳新生。

编 者｜冯志林

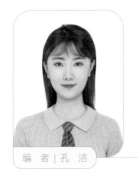

您的康复是我们心中的惦念，

您的健康是我们每天的期盼，

我们的快乐是看到您开心的笑脸，

您的坚强定会迎来美好的明天。

祝您早日康复，愿您岁岁平安！

编 者｜孔 洁

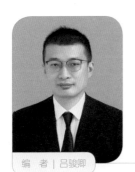

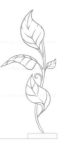

生病不可怕，只要信念在，康复不是梦，

来日展宏图；把病魔看作挑战，

把信念当作武器，祝早日康复！

编 者｜吕骏卿

第一章
乳腺的解剖和功能

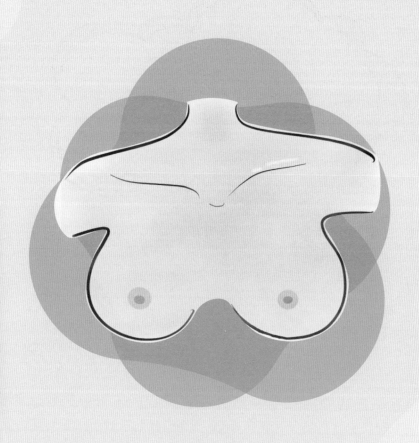

本章着重讲解乳腺的解剖，
以帮助女性朋友理解乳腺的功能。

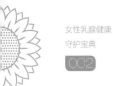

一　乳腺在人体中的位置

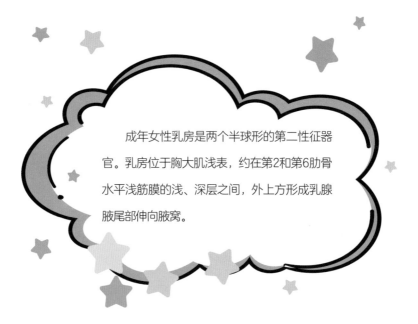

成年女性乳房是两个半球形的第二性征器官。乳房位于胸大肌浅表，约在第2和第6肋骨水平浅筋膜的浅、深层之间，外上方形成乳腺腋尾部伸向腋窝。

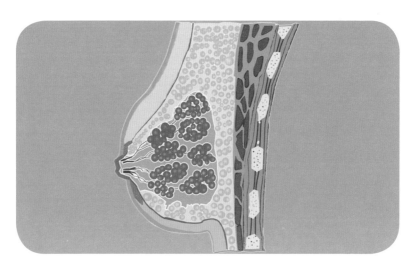

二 乳腺的解剖结构

　　每个乳房由15～20个乳腺叶组成，每个乳腺叶分成很多的乳腺小叶，乳腺小叶的末端被称作腺泡，可以分泌乳汁，每一个乳腺小叶有各自汇总的导管，细小的管道被称为乳腺导管，呈放射状开口于乳头，乳头位于乳房中央，周围皮肤色素沉着区为乳晕。

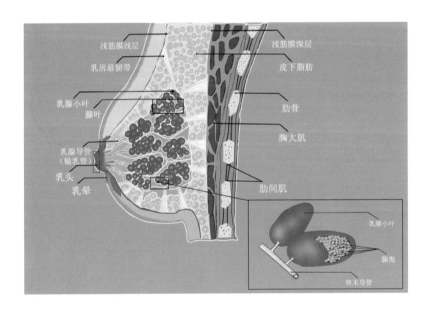

　　在乳腺小叶和乳腺导管的周围充满脂肪组织，乳腺叶间有许多与皮肤垂直的纤维束，上连皮肤及浅筋膜浅层，下连浅筋膜深层，称Cooper韧带（乳房悬韧带），起支持、固定乳房的作用。乳房内没有肌肉，胸肌和肋骨位于乳房之后。

三 乳腺的腺体变化

不同阶段乳腺变化

正面

侧面

| 正常发育的乳腺 | | | | 妊娠期 | 哺乳期 | 绝经期 |

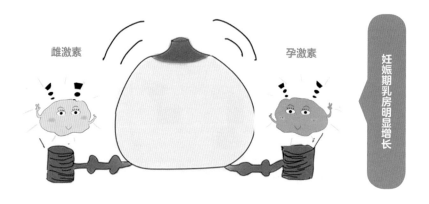

正常乳腺的生理活动受腺垂体、卵巢及肾上腺皮质等激素的影响。妊娠期和哺乳期乳腺明显增长，小导管和腺泡迅速增生，腺泡增大直至妊娠后期，在垂体分泌的催乳素的影响下，腺泡开始分泌乳汁。哺乳期乳腺结构和妊娠期相似，但腺体发育更好，腺泡腔增大。哺乳期后，乳腺处于相对静止状态。在月经周期的不同阶段，乳腺的生理状态受激素的影响呈周期性变化。绝经后乳腺逐渐萎缩，由脂肪组织替代。

雌激素

孕激素

妊娠期乳房明显增长

四 乳腺的淋巴途径

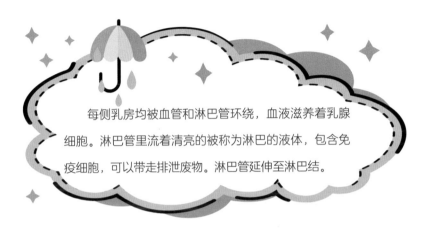

每侧乳房均被血管和淋巴管环绕，血液滋养着乳腺细胞。淋巴管里流着清亮的被称为淋巴的液体，包含免疫细胞，可以带走排泄废物。淋巴管延伸至淋巴结。

淋巴输出主要通过四个途径：

❶ 大部分淋巴经胸大肌外缘淋巴管流至腋窝淋巴结，再流向锁骨下淋巴结，继之到锁骨上淋巴结。

❷ 部分乳房内侧的淋巴通过肋间淋巴管流向胸骨旁淋巴结。

❸ 两侧乳房间皮下有交通淋巴网，一侧乳房淋巴可流向对侧乳房。

❹ 乳房深部淋巴网可沿腹直肌鞘和肝镰状韧带的淋巴管流向肝。

第二章
乳腺病变

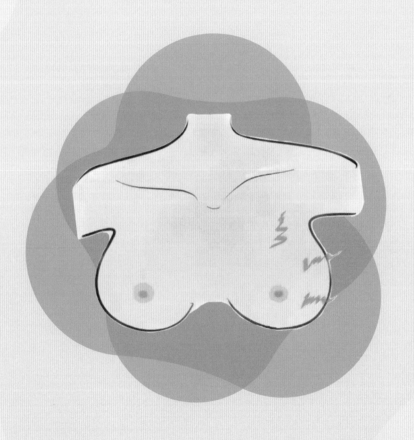

本章主要讲解乳腺的各种病变，
以帮助女性朋友了解乳腺的相关疾病。

一　乳腺增生症

乳腺囊性增生是女性多发病，属于良性病变，常见于中年妇女，是乳腺组织的良性增生，可发生于腺管周围并伴有大小不等的囊肿形成，也可发生于腺管内，表现为不同程度的乳头状增生伴乳管囊性扩张，也有发生在小叶实质者，主要为乳管及腺泡上皮增生。

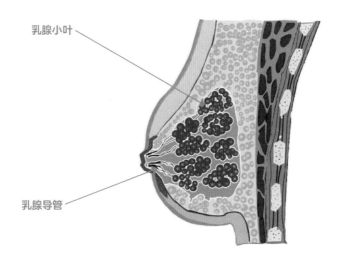

乳腺小叶

乳腺导管

1.发病机制

本病的发生与内分泌失调有关。

（1）体内雌、孕激素比例失调，雌激素量增多导致乳腺实质增生过度和复旧不全。

（2）部分乳腺实质中雌激素受体的质与量的异常，致乳腺各部分发生不同程度的增生。

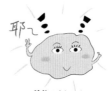

雌激素

2.临床表现

典型表现：乳房肿块+周期性乳房胀痛。

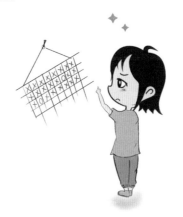

（1）**发生时间** 周期性乳房胀痛表现为月经来潮前疼痛加重，月经结束后减轻或消失，有时整个月经周期都有疼痛。

（2）**肿块特点** 乳房肿块多发于一侧或双侧，乳腺有弥漫性增厚，可呈局限性改变，多位于乳房外上象限，轻度触痛，也可分散于整个乳腺。肿块呈结节状或片状，大小不一，质韧而不硬，增厚区与周围乳腺组织分界不明显。

少数患者可有乳头溢液，呈浆液性或浆液血性液体。

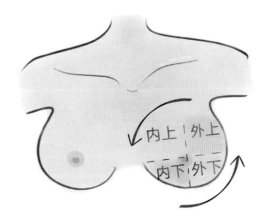

二　乳腺结节

乳腺结节并没有明确的定义，只是一个通俗的名称，无论是自己触及还是体检发现的，都可以描述为乳腺结节。乳腺结节也可叫作乳房肿物、乳房肿块。乳腺结节不一定都是乳房肿瘤，也可能是正常腺体。它的病变有良性的，也有恶性的。

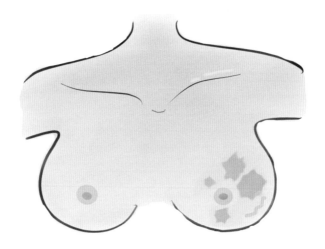

1. 病因

乳腺结节的病因尚不能明确，可能为乳房发生感染或损伤，或内分泌激素水平紊乱、基因突变、环境等因素，造成乳房内细胞异常生长，进而出现结节的症状。

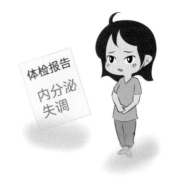

体检报告
内分泌
失调

2. 不同病变之间的区别

（1）良性病变 常为单侧或双侧多发性结节，一般结节轮廓清晰、活动性良好、与皮肤无粘连、生长速度较慢，部分结节伴有周期性胀痛或触痛，于月经前期发生或加重，月经来潮后减轻或消失。

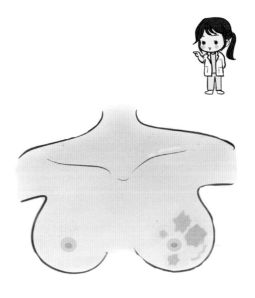

（2）恶性病变 常为单侧单发性结节，一般结节边界不清、质硬、活动度差，常与皮肤粘连，生长较快，无明显痛感，部分结节伴有乳头溢液、乳头凹陷等。

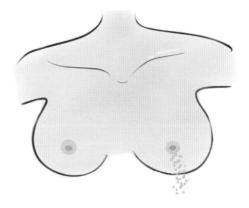

三 乳房纤维腺瘤

乳房纤维腺瘤是女性常见的乳房良性肿瘤，属于良性病变，好发年龄为20~25岁。本病的发生与雌激素的作用活跃密切相关。

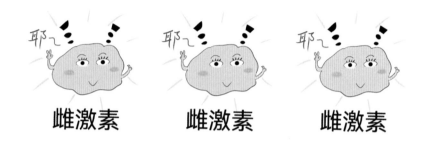

1. 临床表现

主要为乳房肿块。肿块多发生于乳房外上象限，约75%为单发，少数为多发。

2. 肿块特点

肿块增大缓慢，质似硬橡皮球的弹性感，表面光滑，易于推动。

月经周期对肿块大小的影响不大，患者常无自觉症状，多为偶然触及。

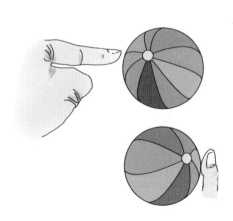

3. 处理原则

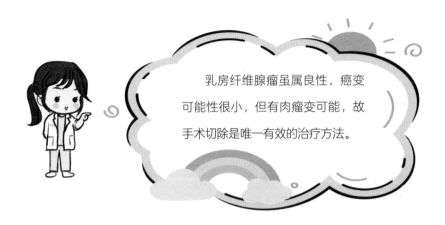

乳房纤维腺瘤虽属良性，癌变可能性很小，但有肉瘤变可能，故手术切除是唯一有效的治疗方法。

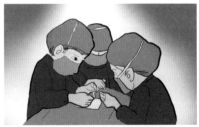

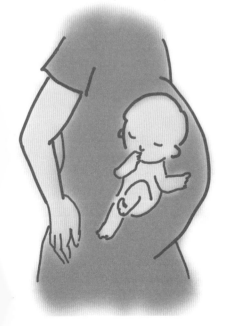

由于妊娠可使纤维腺瘤增大，所以妊娠前后出现的纤维腺瘤一般应手术切除，手术切除的肿块必须常规做病理学检查。

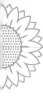
四 乳管内乳头状瘤

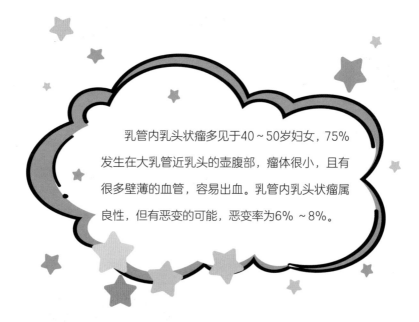

乳管内乳头状瘤多见于40～50岁妇女，75%发生在大乳管近乳头的壶腹部，瘤体很小，且有很多壁薄的血管，容易出血。乳管内乳头状瘤属良性，但有恶变的可能，恶变率为6%～8%。

1. 临床表现

乳头溢血性液体为主要临床表现。因瘤体小，常不能触及，偶可在乳晕区触及质软、可推动的小肿块，轻压此肿块，常可见乳头溢出血性液体。

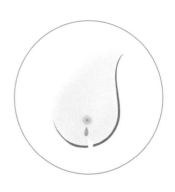

2. 处理原则

诊断明确者以手术治疗为主，行乳腺区段切除并做病理学检查，若有恶变应施行根治性手术。

第三章
乳腺癌的发生与预防

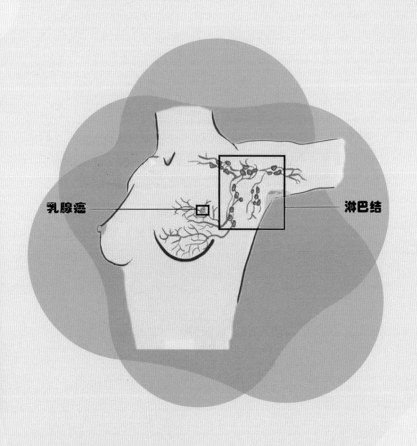

乳腺癌

淋巴结

本章着重讲解乳腺癌的相关知识，
以帮助女性朋友了解乳腺癌的发生与防护。

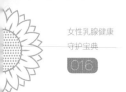
第一节 概述

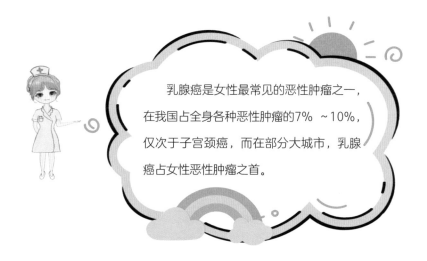

乳腺癌是女性最常见的恶性肿瘤之一，在我国占全身各种恶性肿瘤的7%～10%，仅次于子宫颈癌，而在部分大城市，乳腺癌占女性恶性肿瘤之首。

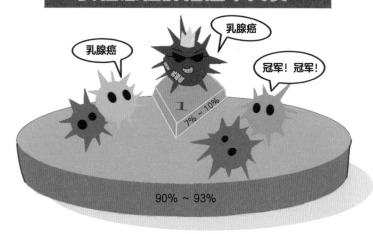

乳腺癌组织形态复杂，类型较多，按癌细胞的局限范围，乳腺癌分为两类：非浸润性癌和浸润性癌。

乳腺癌是一种常见的源于导管或小叶细胞的恶性肿瘤，如果癌细胞局限于小导管或小叶且没有侵犯周围组织，那么这种就被称为非浸润性癌或原位癌，癌细胞发生浸润，并侵犯周围组织就称为浸润性癌。

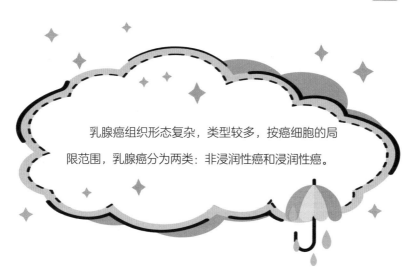

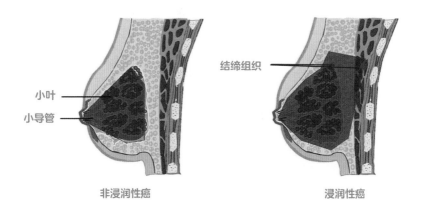

小叶
小导管

结缔组织

非浸润性癌

浸润性癌

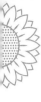
第二节 乳腺癌的高危因素

乳腺癌的病因尚不清楚，但与以下因素相关。

（1）乳腺组织活检史。

（2）既往放射治疗史 青少年时期，胸部曾接受过放射治疗的女性。

（3）月经状况 月经初潮早（12岁之前）或绝经延迟（55岁以后）的女性乳腺癌的发生危险会增加。

（4）年龄 大部分乳腺癌发生在40岁以后，而且以40～60岁之间最多。

（5）遗传。一级亲属中有乳腺癌病史者，发病风险是普通人群的2～3倍。

（6）其他。如肥胖、高脂饮食、环境因素及生活方式都与乳腺癌的发病有一定关系。

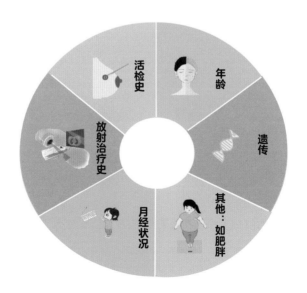

第三节 乳腺癌的早诊

一 乳腺癌筛查

女性应该积极参与乳腺癌筛查，例如：乳房的X线检查，B型超声检查以及由专科医生进行的临床乳房检查。

二 自我检查

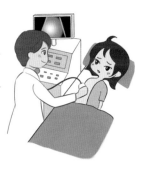

自我乳房检查也不失为早诊乳腺癌的好方法。

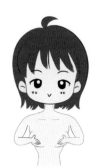

（1）站在镜子前，观察两侧乳头是否在同一水平，有无乳头回缩，乳头、乳晕是否脱屑（掉皮），乳房皮肤有无水肿和凹陷（酒窝征）。

（2）仰卧位，用手指指腹依次平坦触摸对侧乳房，感知有无结节、疼痛等异常，切忌抓捏乳房。

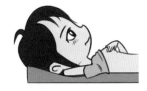

检查时间为每月1次，在月经过后的1～2周为宜。

第四节　乳腺癌的表现

一　乳腺肿块的变化

1. 早期

　　表现为患侧乳房无痛性、单发小肿块，肿块多位于乳房外上象限，质硬、表面不甚光滑，与周围组织分界不清，尚可推动。

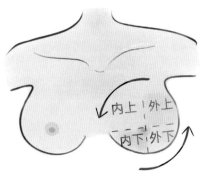

2. 晚期

　　（1）肿块固定 癌肿侵入胸膜和胸肌时，固定于胸壁而不易推动。

　　（2）卫星结节、铠甲胸 癌细胞侵犯大片乳房皮肤时皮肤表面出现多个坚硬小结或条索，呈卫星样围绕原发病灶。结节彼此融合、弥漫成片，可延伸至背部及对侧胸壁，致胸壁紧缩呈铠甲状时，呼吸受限。

　　（3）皮肤破溃 癌肿侵犯皮肤并破溃形成溃疡，常有恶臭，易出血。

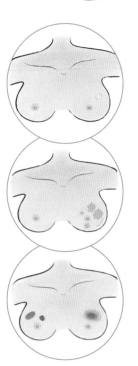

二 乳房外形的改变

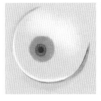 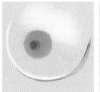

乳头内陷　　　　乳房肿块　　　　橘皮样变　　　　酒窝状变

三 转移征象

1. 淋巴转移

　　最初多见于患侧腋窝。肿大淋巴结起先是少数散发，质硬、无痛、可被推动，继之数目增多并融合成团，甚至与皮肤或深部组织粘连。

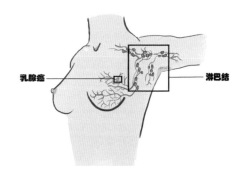

2. 血行转移

　　乳腺癌转移至肺、骨、肝时，可出现相应受累器官的症状。肺转移者可出现胸痛、气急，骨转移者可出现局部骨疼痛，肝转移者可出现肝大或黄疸。

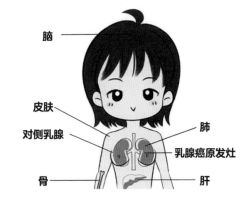

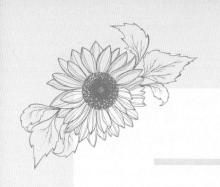

守护日记

2019年9月的一天晚上,我躺在床上准备休息,习惯性地用手指指腹触摸乳房,突然右侧乳房外下象限触到了一个条索状的东西,有些硬,没有活动度,心里一沉,感觉不太好。随后我做了B超检查示右乳实性结节BI-RADS 5类,专科医生建议我做钼靶和乳腺磁共振成像进一步明确诊断,结果均提示恶性病变,建议我做乳房穿刺活检。

我2019年1月9日体检乳腺检查是正常的,短短的9个月发生了什么?

温馨提示

女性乳腺自我检查的重要性就在于对乳腺恶性疾病能够早发现、早诊断,这是守护乳腺健康非常重要的一步。

第五节　乳腺活检

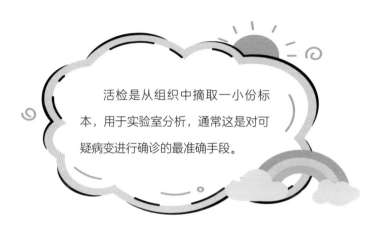

　　活检是从组织中摘取一小份标本，用于实验室分析，通常这是对可疑病变进行确诊的最准确手段。

活检方式如下。

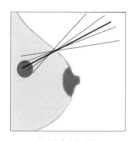

细针穿刺活检

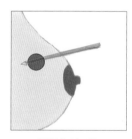

粗针穿刺活检

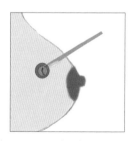

手术活检

　　除了对乳腺癌进行明确诊断之外，活检可以对乳腺癌的分型及相应的治疗方案提供重要信息。

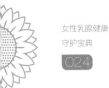
第六节　乳腺癌的分期

分期	肿瘤长径	区域淋巴结转移	远处转移
1期	≤2厘米	无	无
2期	≤2厘米	同侧腋窝有肿大淋巴结，尚可推动	无
	>2厘米，≤5厘米	无，或同侧腋窝有肿大淋巴结，尚可推动	无
	>5厘米	无	无
3期	≤5厘米	同侧腋窝肿大淋巴结彼此融合，或与周围组织粘连	
	>5厘米	同侧腋窝有肿大淋巴结	无
	癌瘤大小不计，但侵及皮肤或胸壁	有或无	无
	癌瘤大小不计	有同侧胸骨旁、同侧锁骨上淋巴结转移	无
4期	癌瘤大小不计	有或无	有

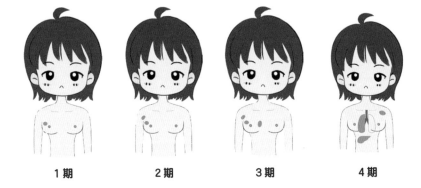

1期　　　　　2期　　　　　3期　　　　　4期

第七节　乳腺癌病理报告

一　癌症类型

通过标本中肿瘤细胞的异变程度，可以分辨肿瘤是否具有侵袭性。

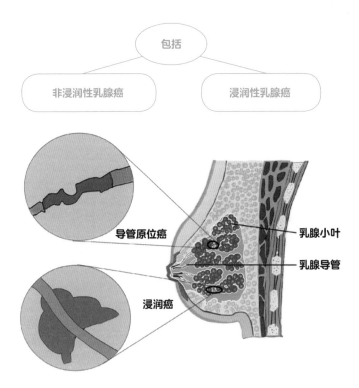

浸润性乳腺癌：是乳腺癌中最常见的类型，约占80%。

非浸润性乳腺癌：包括导管原位癌、小叶原位癌和乳头湿疹样乳腺癌，因早期症状较轻，不易被发现。

二 肿瘤分级

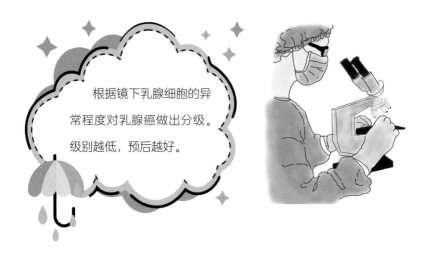

根据镜下乳腺细胞的异常程度对乳腺癌做出分级。级别越低，预后越好。

按照癌细胞的分化来进行分级，包括三种类型：腺管形成的程度、细胞核的多形性及核分裂计数，各类型根据程度不同，可赋予1～3的分数，分别加成计算总分，不同级别的表象不同，对应的总分范围、分化程度也不同。

总分	级别	分化	表明
3～5	1级	高分化	细胞的表象仍较正常，肿块也生长较为缓慢
6～7	2级	中等分化	介于1级、3级之间
8～9	3级	低分化	细胞失去了正常的结构与功能、细胞分裂较快，或两者都有

三 激素受体状态

雌激素和孕激素会影响大多数乳腺癌的生长，对激素受体的检测常用于活检标本中。

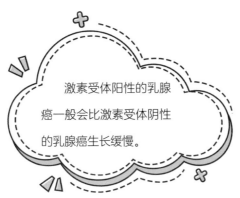

激素受体阳性的乳腺癌一般会比激素受体阴性的乳腺癌生长缓慢。

四 HER-2状态

人表皮生长因子受体2（HER-2）是一种通过*HER2*基因表达的受体蛋白。

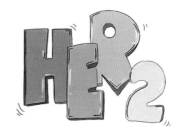

正常情况下，此受体的激活可以刺激细胞分裂，当过多的受体表达时，可以导致细胞的快速生长。有20%～25%的乳腺癌患者有着HER-2蛋白的过表达。

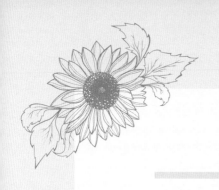

守护日记

2019年12月11日，今天术后复诊，病理结果示HER-2（++），主治医师建议我再做一个FISH（荧光原位杂交技术）检查，当时我心里挺嘀咕的，乳腺穿刺活检时不是做过了吗？为什么还要再做一次呢？不过我还是做了。一周后FISH检查结果示HER-2阳性，大夫见我的第一句话就是："多亏做了这个检查，如果不查你可能很快就会复发。"我的小心脏呀，被吓得突突地跳个不停。

温馨提示

医生建议做的检查一定要做，好多患者穿刺活检病理结果和术后病理结果不同，术后治疗方案就不同。

第四章
乳腺癌筛查

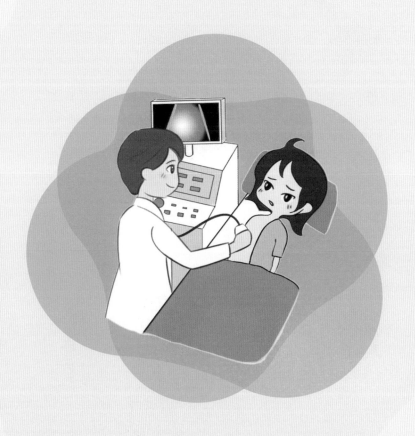

本章着重讲解乳腺癌的筛查方法，
以帮助女性朋友增强乳腺检查的意识。

第一节 乳腺的自检

一 看

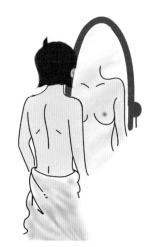

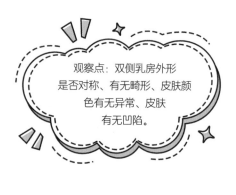

观察点：双侧乳房外形是否对称、有无畸形、皮肤颜色有无异常、皮肤有无凹陷。

（1）站于镜前，上臂置于两侧，仔细观察双侧乳腺。

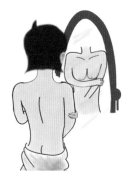

（2）手掌置于臂部，用力压臂部，两侧交叉进行。

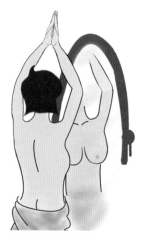

（3）双臂向上举过头顶，手掌合并。

二 触

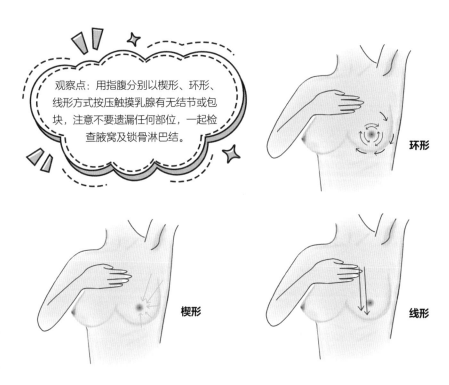

观察点：用指腹分别以楔形、环形、线形方式按压触摸乳腺有无结节或包块，注意不要遗漏任何部位，一起检查腋窝及锁骨淋巴结。

环形

楔形

线形

三 挤

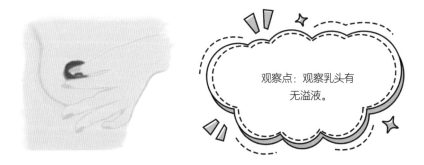

观察点：观察乳头有无溢液。

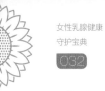
四 判断

最佳自检期：月经后7~11天；周期不规律者固定每月同一时间。

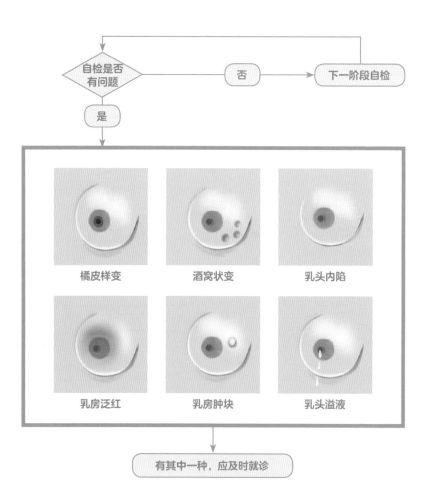

橘皮样变　　　　酒窝状变　　　　乳头内陷

乳房泛红　　　　乳房肿块　　　　乳头溢液

自检是否有问题

否

下一阶段自检

是

有其中一种，应及时就诊

如果自检有问题要及时就诊，医生会通过视诊和触诊进行筛查，根据个人情况结合乳腺彩超、钼靶、核磁、核医学等检查来进行诊断和治疗。

第二节　临床乳腺筛查

一　乳腺钼靶

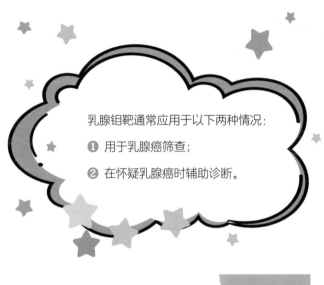

乳腺钼靶通常应用于以下两种情况：

❶ 用于乳腺癌筛查；

❷ 在怀疑乳腺癌时辅助诊断。

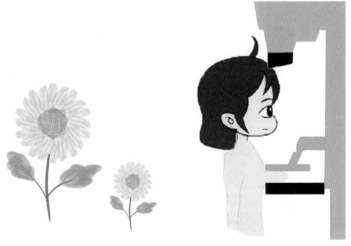

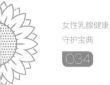

1. 筛查性乳腺钼靶

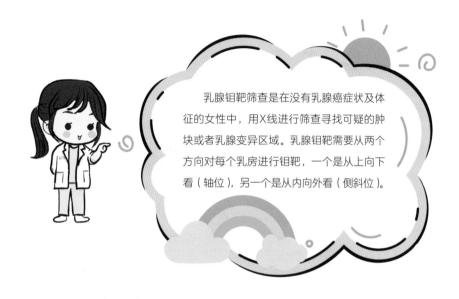

乳腺钼靶筛查是在没有乳腺癌症状及体征的女性中，用X线进行筛查寻找可疑的肿块或者乳腺变异区域。乳腺钼靶需要从两个方向对每个乳房进行钼靶，一个是从上向下看（轴位），另一个是从内向外看（侧斜位）。

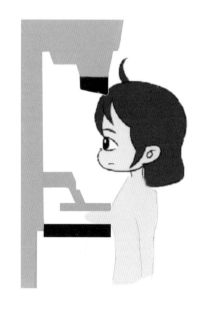

（1）轴位 X线探头位于乳腺的下方，而发射装置位于乳腺的上方，X线由上至下穿透乳腺。

（2）侧斜位 X线探头位于乳腺的侧方，基本在腋窝下部。如果肿瘤或可疑区域被证实，放射医师可以通过这两个方向的钼靶确定其大概位置。

2. 诊断性乳腺钼靶

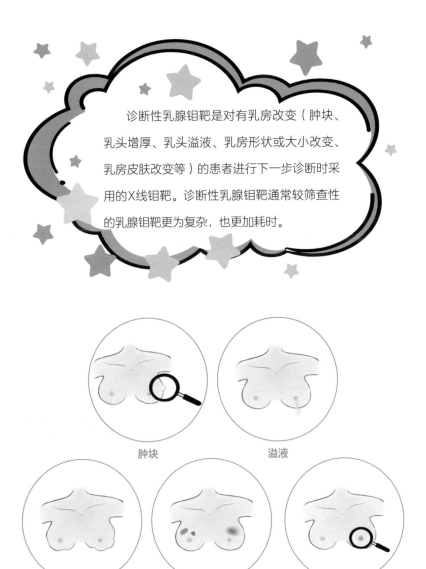

诊断性乳腺钼靶是对有乳房改变（肿块、乳头增厚、乳头溢液、乳房形状或大小改变、乳房皮肤改变等）的患者进行下一步诊断时采用的X线钼靶。诊断性乳腺钼靶通常较筛查性的乳腺钼靶更为复杂，也更加耗时。

肿块　　　　　溢液

形状、大小改变　　皮肤改变　　乳头增厚

3. 注意事项

（1）时间的选择 在进行乳腺钼靶时，不要在经期前一周及经期期间进行，通常在经期后一周最为合适，因此时乳房组织最为致密。

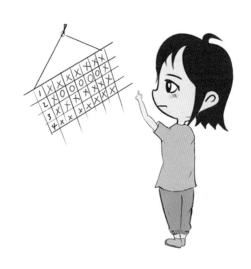

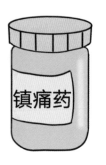

（2）疼痛的处理 如果既往有乳腺痛或压痛，必要时在乳腺钼靶前一小时，口服镇痛药物以缓解疼痛。

（3）检查前准备 在摄片前请不要在腋下及乳房表面使用粉底、面霜、香水、乳液、除臭剂、止汗露（除臭剂及粉底中的金属颗粒，可能会在摄片中显影，继而影响读片），摄片前需除去颈部的首饰及腰部以上衣物。

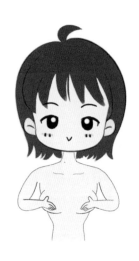

4. 检查配合

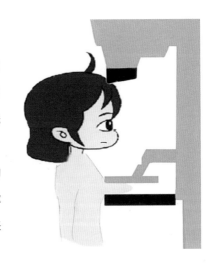

摄片时，你会面对一台特殊的乳腺钼靶机，这种用于乳腺的特殊X线钼靶机较普通的X射线机来说射线剂量更低。

第一步：技师将按照你乳房的高度上下调整机器高度，并帮助你摆好头部、上肢及腰部的位置，来获得最佳无阻挡的乳腺钼靶检查。

第二步：你的乳房将被两个透明的塑料平板压缩，压力将持续数秒来使乳腺组织分散。

第三步：摄片时医师会要求你静止不动，并在几秒内屏住呼吸。（由于乳腺钼靶的X线剂量较低，所以为了更好地寻找可能的病变，乳腺组织必须被挤压以便均匀分散。挤压的同时可以固定你的乳房，降低移动带来伪影的可能）

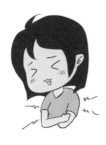

温馨提示

挤压对乳房并无害处，但有可能造成不适感甚至疼痛感，如果你感觉这种不适感无法忍受，请及时告诉放射医师。

摄片完成后，技师将检查乳腺平片的质量，如果质量不合格有可能会重新摄片，通常整个过程耗时不会超过30分钟。

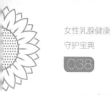

5. 乳腺钼靶摄影结果

乳腺钼靶摄影检查主要用于乳腺疾病的筛查及乳腺癌的诊断。

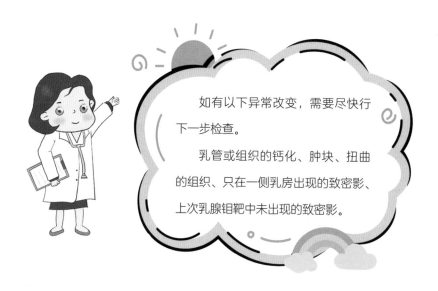

如有以下异常改变，需要尽快行下一步检查。

乳管或组织的钙化、肿块、扭曲的组织、只在一侧乳房出现的致密影、上次乳腺钼靶中未出现的致密影。

然而即使是经验最丰富的放射医师及最为精良的放射条件，某些乳腺癌也不能通过乳腺钼靶发现。某些女性的乳腺组织更为致密，而致密的乳腺组织可以掩盖肿瘤，使诊断更为困难。

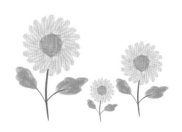

6. 乳腺钼靶摄影的缺点

（1）假阴性 假阴性是指结果为阴性但实际上却罹患肿瘤的情况。

根据美国国家癌症中心的数据：

❶ 在乳腺钼靶摄影中，约有20%的乳腺癌在乳腺钼靶摄影中未被发现。

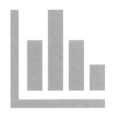

❷ 年轻女性有更加致密的乳腺，继而拥有更高的假阴性率。

（2）假阳性 假阳性是指结果提示乳腺癌但实际上却并非肿瘤的情况。这些在年轻女性、做过乳腺活检、有乳腺癌家族史、做过雌激素替代治疗的女性中，假阳性的出现率更高。

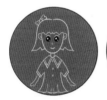

年轻女性

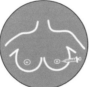

做过乳腺活检

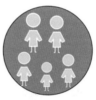

乳腺癌家族史

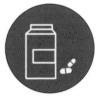

雌激素替代治疗

乳腺钼靶摄影通常可以发现5~10毫米的肿瘤，最小可以发现1毫米的结节，但是某些特殊类型肿瘤可以迅速生长并转移，这种肿瘤可以在两次乳腺钼靶间期迅速生长并形成临床可观察到的肿块。

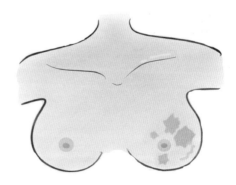

二 其他检查方法

1. 超声

超声波检查是通过高频声波来对人体内部结构进行成像的检查。

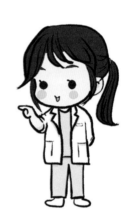

检查人员可以通过分析图像，分辨经过乳腺钼靶或者体格检查发现的肿块是囊性的还是实性的。囊性肿块并非恶性组织，而实性肿块往往提示恶性。

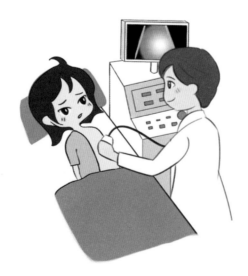

超声常被用于鉴别经过乳腺钼靶或体格检查发现的肿块是囊性还是实性，或者对可疑的乳腺致密区域进行进一步的分辨。

2. 磁共振（MRI）

MRI通过使用磁场及共振波来获得详尽的二维图像。在乳腺成像中，通常通过在钼靶前或钼靶时静脉注射对比剂来进行增强的MRI检查，这样可以获得对具有异常血管的病变区域更好的对比度。

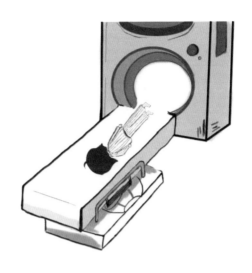

乳腺MRI通常也用于对其他检查方法发现的可疑区域进行诊断，还可用于对乳腺癌高危人群进行乳腺钼靶之外的筛查手段。尽管乳腺MRI具有很高的分辨率，其也有很多应用的局限性，其诊断假阳性率较高，可能会导致过度检查，另外价格更为昂贵。

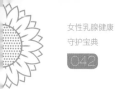
3. 核医学检查

乳腺的核医学检查又称为分子乳腺成像，通过探测主要被肿瘤细胞吸收的放射性示踪剂来进行成像。例如定位快速生长的细胞或定位具有正常细胞没有的某些特性的乳腺癌细胞。示踪剂通过静脉注射，在局部聚集，并通过特殊的探头探测并成像。

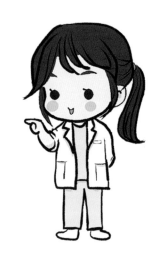

核医学检查的副作用很小，因为使用的放射剂量低，且示踪剂可以在数小时内从体内排出。

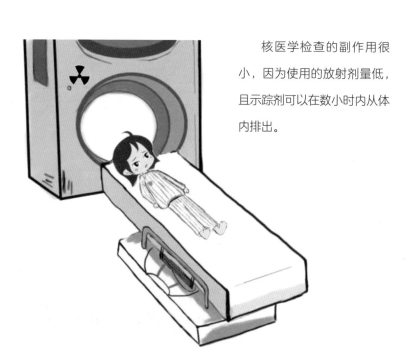

第五章
乳腺癌的手术治疗

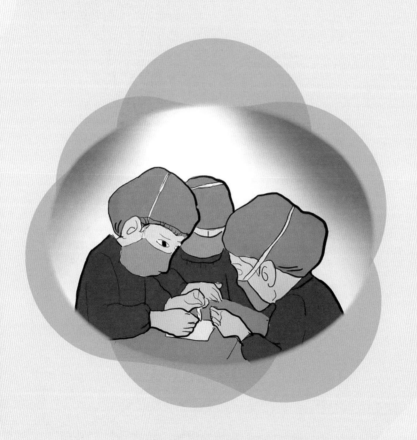

本章着重讲解乳腺癌的手术治疗方法，
以帮助乳腺癌患者根据情况，
配合医生选取合适的手术方式。

第一节　概述

外科手术治疗为乳腺癌最常用的治疗方法，包括全乳房切除手术和部分切除手术（保乳手术）两种。

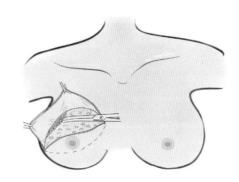

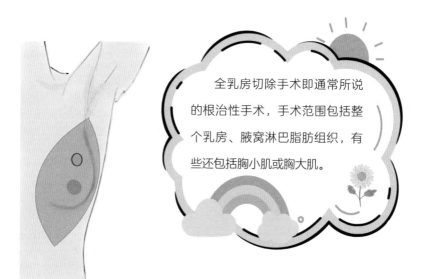

全乳房切除手术即通常所说的根治性手术，手术范围包括整个乳房、腋窝淋巴脂肪组织，有些还包括胸小肌或胸大肌。

全乳房切除手术

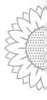

保乳手术即切除肿瘤及周围部分正常乳腺组织，需要时，可同时进行腋窝淋巴脂肪组织清扫，其清扫的范围与全乳房切除手术完全相同。

保乳手术

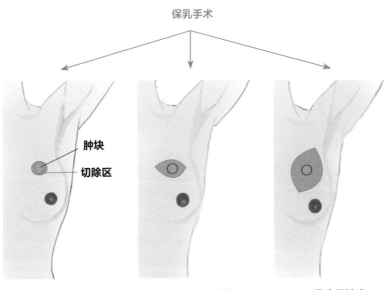

肿块

切除区

肿块切除术　　　　　肿块扩大切除术　　　　1/4 乳房切除术

什么情况更适合选择全乳房切除手术？

（1）妊娠期女性，由于放射治疗可能对胎儿不利。

（2）同一乳房的多发乳腺癌。

（3）肿瘤较大而乳房相对较小，手术后外形可能不够满意。

（4）过去在乳房或胸部区域由于其他疾病曾经接受过放射治疗。

（5）有些女性由于一些特殊疾病（如胶原病）不能或不愿意接受放射治疗。

第二节　乳腺癌前哨淋巴结检查

　　前哨淋巴结的活检主要是为了尽最大限度地保留腋窝，避免不必要的腋窝淋巴结清扫。前哨淋巴结的活检，有两种示踪办法：第一种是注射示踪染料；第二种是注射放射性核素。

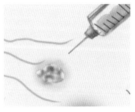

注射标记物的肿瘤

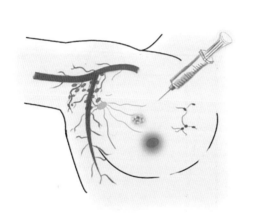

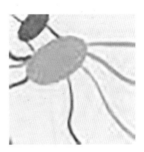

吸收标记物的前哨淋巴结

　　首先向肿瘤附近的区域注射示踪染料（或核素）。注射的示踪染料会被吸收进入附近的淋巴管，其中最先吸收示踪染料的淋巴结称为前哨淋巴结，也就如同首先接受乳腺肿瘤回流的淋巴结一样。

第三节 乳腺癌术前准备

一 评估健康史及相关因素

包括以下几个方面。

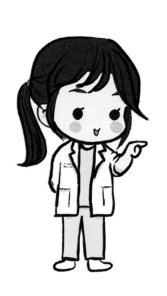

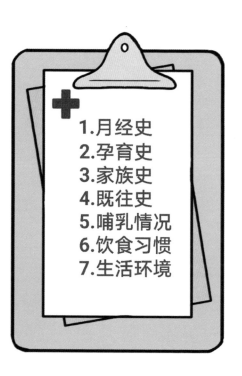

1.月经史
2.孕育史
3.家族史
4.既往史
5.哺乳情况
6.饮食习惯
7.生活环境

二 评估身体状况

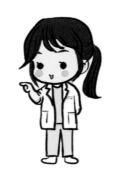

包括局部和全身情况。

1. 乳房外形和外表

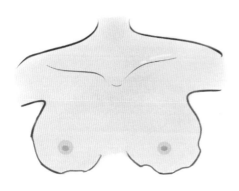

两侧乳房的形状、大小是否对称；乳头是否在同一水平；近期有无出现一侧乳头内陷的现象；乳房浅表静脉是否扩张；乳房皮肤有无红、肿及橘皮样改变，乳头和乳晕有无糜烂。

2. 乳房肿块

了解有无乳房肿块，肿块大小、质地和活动度；肿块与深部组织的关系；表面是否光滑、边界是否清楚；有无局限性隆起或凹陷等改变情况。

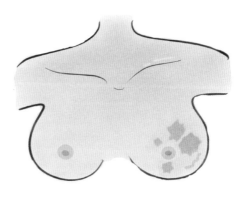

3. 有无远处转移的征象

观察有无癌症远处转移的征象，如锁骨上、腋窝淋巴结和其他部位有无肿大淋巴结，淋巴结的位置、大小、数目、质地及活动性，有无肺、骨和肝转移的征象。

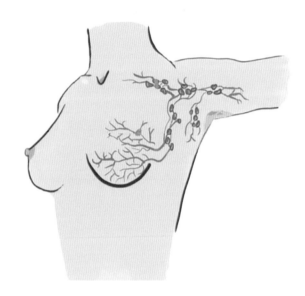

4. 全身状况

观察全身的营养状况以及心、肺、肝、肾等重要器官的功能状态。要接受相关特殊检查及与手术耐受性有关的检查。

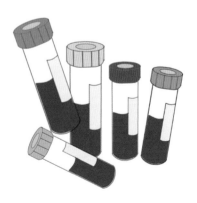

三　评估患者心理和社会支持状况

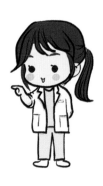

（1）评估患者面对恶性肿瘤对生命的威胁、不确定的疾病愈后、乳房缺失致外形受损、各种复杂而痛苦的治疗（手术、放疗、化疗、内分泌治疗等）、婚姻生活可能受影响等问题所产生的心理反应（如焦虑、恐惧）的应对能力。

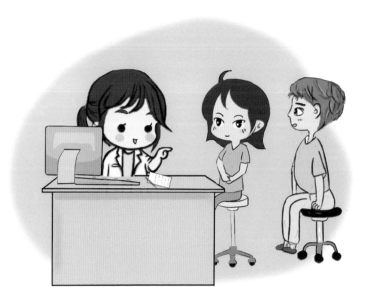

（2）评估患者对拟采取的手术方式以及手术后康复锻炼知识的了解和掌握程度。

（3）评估家属尤其是配偶对本病及其治疗、疾病预后的认知程度及心理承受能力。

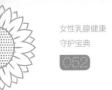

四　饮食方面

饮食方面要多进食高蛋白、高热量、高维生素饮食。

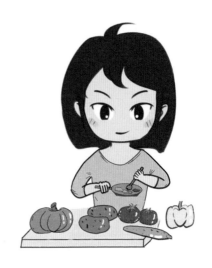

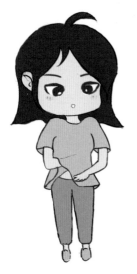

五　局部护理

在局部护理方面，乳头溢液和局部破溃者，及时给予处理，保持局部清洁。

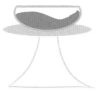

六 手术区皮肤术前准备

（1）术前1日清洁皮肤。

（2）术日晨护士给予备皮。

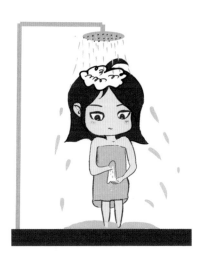
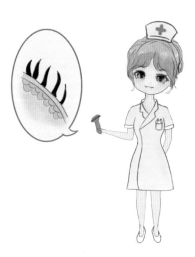

温馨提示

　　备皮是指在手术的相应部位去除毛发并进行体表清洁的手术准备，是对拟行外科手术的患者在术前进行手术区域清洁的工作，可不仅仅是清除体毛那么简单，还包括皮肤的清洗。

七 术前锻炼

术前需进行相应适应性锻炼。

1. 床上踝泵运动

（1）屈伸动作 患者平卧或坐于床上，大腿放松，缓慢尽最大角度地向上勾起脚尖，让脚尖朝向自己，维持10秒左右，之后再让脚尖向下，保持10秒左右，循环反复，让小腿肌肉能够持续收缩运动练习更好。

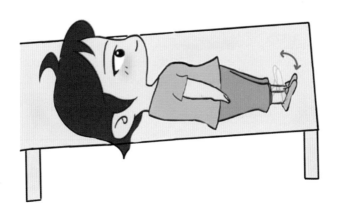

（2）绕环动作 踝关节环绕运动，顺时针、逆时针交替进行，比单独进行踝关节屈伸运动练习更好。

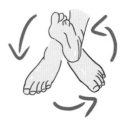

2. 呼吸功能锻炼

（1）腹式呼吸 立位、平卧位或半卧位，手分别放于前胸部和上腹部。鼻缓慢吸气时，腹肌松弛，腹部凸出，手感到腹部向上抬起。经口呼气，腹肌收缩，手感到腹部下降。

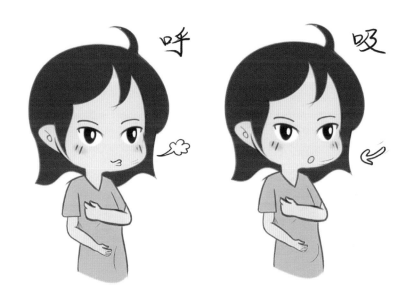

（2）缩唇呼吸 闭嘴经鼻吸气，通过缩唇（吹口哨样）缓慢呼气，同时收缩腹部。吸气与呼气时间比为1∶2或1∶3，缩唇的程度与呼气流量以能使距口15～20厘米处、与口唇等高水平的蜡烛火焰随气流倾斜又不至于熄灭为宜。

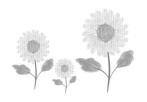

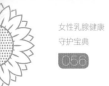
第四节　乳腺癌乳房重建

一　什么是乳房重建

乳房重建是针对女性乳腺癌的外科手术，其目的是再建乳房轮廓，如果有要求，还可重建乳头、乳晕。

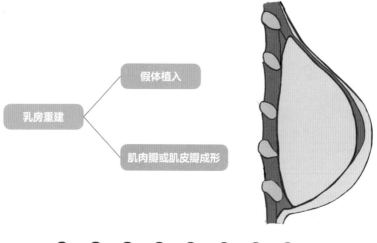

目前应用最多的有两种重建手术：一种是假体植入；另一种是肌肉瓣或肌皮瓣成形。选择哪一种手术要根据需要的组织量、组织的存活情况、对侧乳房的大小、手术后的恢复时间以及可能出现的肌肉功能丧失情况来决定。

乳房重建手术常常是全乳房切除患者的选择。

二 乳房重建的类型

1. 假体植入

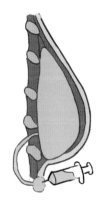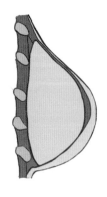

　　最常用的乳房重建类型是假体植入，植入的假体包括盐水假体和硅凝胶假体。

　　乳房切除之后，首先在胸部肌肉的下面植入一个被称作扩张器的物体，就像一个气球，每隔一段时间就向扩张器内注入一定量的无菌盐水，当乳房区域的皮肤得到足够扩张时，需再做一次手术取出盐水扩张器，换上"永久性"的乳房假体。也有将扩张器当"永久性"的乳房假体使用的，从而免除二次手术的痛苦。

　　如果胸前的皮肤开始就比较松弛，也可不用扩张器而直接植入乳房假体。

　　如果还想做乳头和乳晕的重建，则需要以后二次手术。

2. 肌肉瓣和肌皮瓣成形

（1）肌肉瓣或肌皮瓣乳房重建 是将背部、腹部或臀部的组织移植到胸部，塑形成乳房形状。有些还需要做血管吻合。缺点为在供应组织区和重建乳房区均有手术瘢痕。

（2）背阔肌肌皮瓣成形 背阔肌位于人体的后背外侧，所提供的组织量不多，适用于中小乳房的女性。如果组织量不足，还可与乳房假体联合使用。背阔肌功能取消后对人体日常生活影响不大。

（3）腹直肌肌皮瓣成形 取下腹部的皮肤、皮下脂肪和一侧的腹直肌（腹部中间的肌肉）。此术式所提供的组织量大，不需联合应用假体，适合于腹部较肥胖、松弛的女性。缺点是下腹部留下较长的横行手术瘢痕，腹部肌肉的力量减弱。

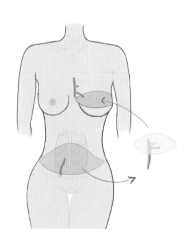

（4）游离组织瓣成形 取自臀部、大腿或下腹部的组织，将所属血管切断，然后将组织整块移至胸前，并将离断的血管与腋窝或胸内侧的血管相吻合。由于血管很细，需要在显微镜下完成吻合操作，手术难度较大。

3. 乳头、乳晕重建

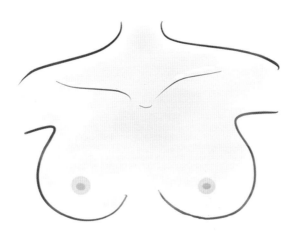

　　一些乳房重建的女性还要求重建乳头和乳晕，这一过程在乳房重建之后待新乳房定型后实施。

　　新乳头的组织选自患者自身组织，如新建乳房、对侧乳头或耳朵。

　　新乳晕的组织可选自大腿上内侧的皮肤，也可用文身的方法。

三 乳房重建的注意事项

1. 并发症

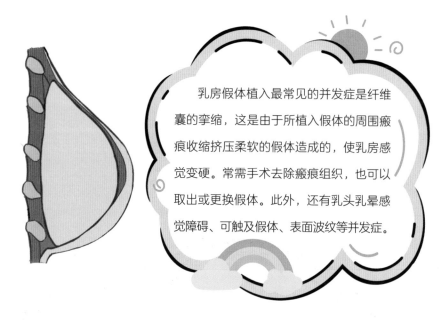

乳房假体植入最常见的并发症是纤维囊的挛缩，这是由于所植入假体的周围瘢痕收缩挤压柔软的假体造成的，使乳房感觉变硬。常需手术去除瘢痕组织，也可以取出或更换假体。此外，还有乳头乳晕感觉障碍、可触及假体、表面波纹等并发症。

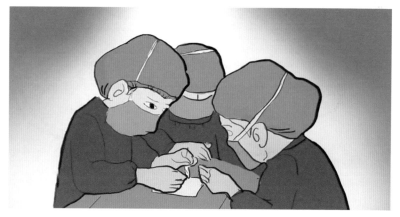

2. 术后注意事项

伤口引流管多在一周内去除，7~10天拆除缝线。要妥善固定，防止引流管受压、扭曲、折叠，用别针将引流带固定于衣服下摆。

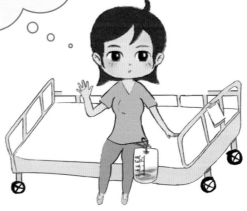

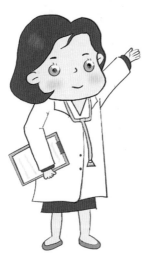

重建的乳房在通常情况下并无乳房的感觉，有时部分感觉可恢复。手术后1~2周内常感觉疲劳和疼痛，服药后可缓解。手术瘢痕随时间的推移而减轻，可能需要1~2年，但不可能完全消失。

乳房重建后应按医生指导进行伸展训练，在重建后的4~6周内，避免任何形式的超过头部的举重物、胸部紧张性运动。

四 乳房重建对乳腺癌复发有无影响

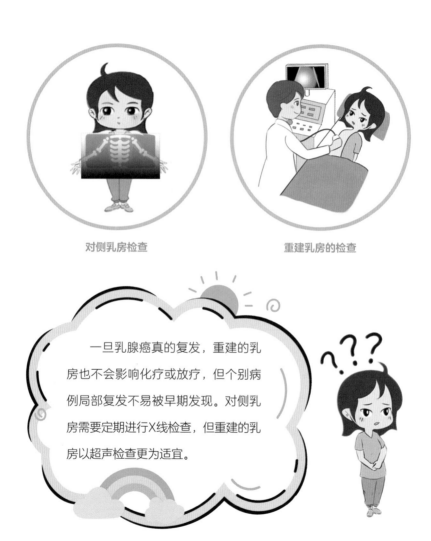

对侧乳房检查　　　　　　　　　重建乳房的检查

　　一旦乳腺癌真的复发，重建的乳房也不会影响化疗或放疗，但个别病例局部复发不易被早期发现。对侧乳房需要定期进行X线检查，但重建的乳房以超声检查更为适宜。

　　乳房重建之后要学会乳房自我检查，每月的固定时间同时检查两侧乳房。

第五节　乳腺癌术后护理

一　正确对待手术引起的自我形象改变

1. 要做好心理护理

（1）多了解和关心患者。

（2）告知患者手术的必要性和重要性。

（3）鼓励患者表述手术创伤对自己今后的影响。

（4）告知患者今后可考虑行乳房重建。

（5）鼓励患者树立战胜疾病的信心，保持良好的心态面对疾病和治疗。

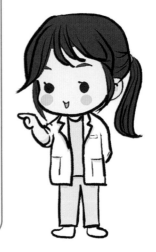

2. 取得其丈夫的理解和支持

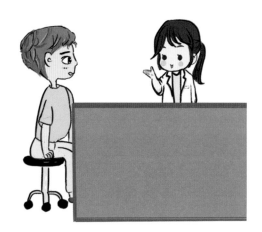

同时对其丈夫进行心理辅导，鼓励夫妻双方坦诚相待，丈夫要认识到手术的必要性和重要性以及手术对患者的影响。

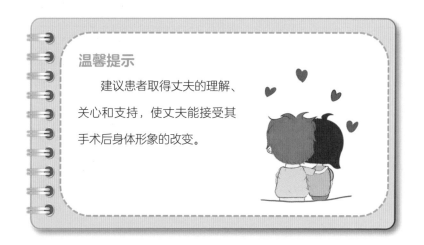

温馨提示

建议患者取得丈夫的理解、关心和支持，使丈夫能接受其手术后身体形象的改变。

二 促进伤口愈合、预防术后并发症

1. 体位

术后麻醉清醒、血压平稳后取半卧位，以利呼吸和引流。

2. 加强病情观察

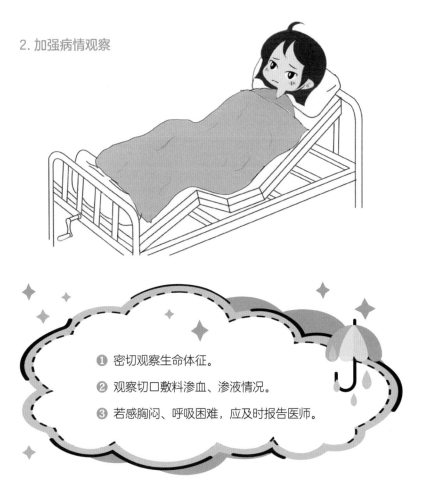

① 密切观察生命体征。

② 观察切口敷料渗血、渗液情况。

③ 若感胸闷、呼吸困难，应及时报告医师。

3. 加强伤口护理——保持皮瓣血供良好

（1）手术部位包扎

❶ 手术部位用弹性绷带加压包扎，使皮瓣紧贴胸壁，防止积液积气。

❷ 包扎松紧度以能容纳一手指、能维持正常血运、不影响患者呼吸为宜。

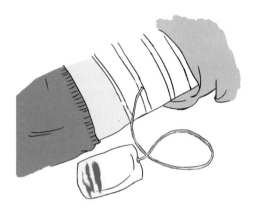

（2）观察皮瓣颜色及创面愈合情况，正常皮瓣的温度较健侧略低，颜色红润，并与胸壁紧贴。若皮瓣颜色暗红，则提示血液循环欠佳，有可能坏死，应报告医生及时处理。

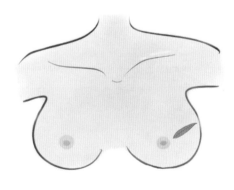

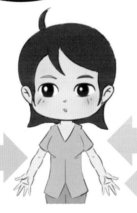

（3）观察患侧上肢远端血液循环情况，出现皮肤发绀、皮温下降，手指发麻，动脉搏动不能扪及，提示腋窝部血管受压，应及时调整绷带的松紧度。

动脉搏动不能扪及

皮肤发绀，皮温下降

手指发麻

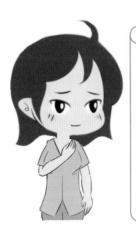

（4）绷带加压包扎

❶ 包扎一般维持7~10日，包扎期间不能自行松解绷带。

❷ 瘙痒时不能将手指伸入敷料下搔抓。

❸ 若绷带松脱，应及时重新加压包扎。

4．加强伤口护理——维持有效引流

术后，皮瓣下常规放置引流管并接负压吸引，以便及时、有效地吸出残腔内的积液、积血，并使皮肤紧贴胸壁，从而有利于皮瓣愈合。

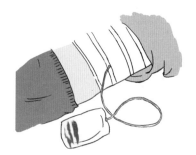

注意：

（1）保持有效的负压吸引，压力大小要适宜。

（2）妥善固定引流管：引流管的长度要适宜，患者卧床时将其固定于床旁，起床时固定于上衣。

（3）保持引流通畅。

（4）观察引流液的颜色和量：术后1~2日，每日引流血性液50~200毫升，以后颜色及量逐渐变淡、减少。

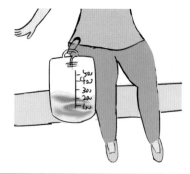

三　患侧肢体功能锻炼

由于手术切除了胸部肌肉、筋膜和皮肤，使患侧肩关节活动明显受限。随着时间的推移，肩关节挛缩可导致冰冻肩，术后加强肩关节活动可增强肌肉力量、松解和预防粘连，最大程度地恢复肩关节的活动范围。为减少和避免术后患侧上肢功能障碍，鼓励和协助患者早期开始患侧上肢的功能锻炼。

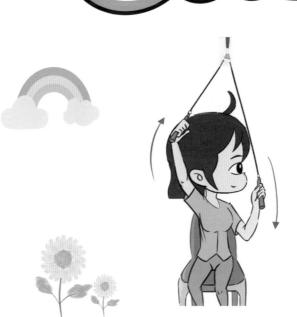

1. 术后24小时内

活动手指及腕关节，可做伸指、握拳、屈腕锻炼，每日4次，每次做10组。

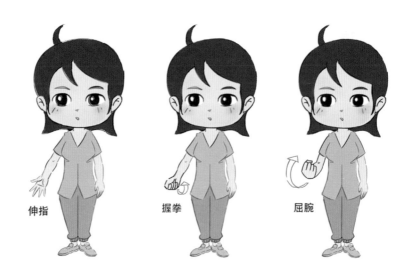

伸指　　　　　　握拳　　　　　　屈腕

2. 术后1～3日

进行上肢肌肉的等长收缩。例如可以采取手捏软球或挤压毛巾、放松等锻炼方式。

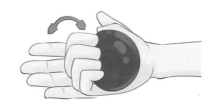

术后1～3日这期间只活动手指、掌、腕关节和肘关节，作握拳、伸手、屈腕与肘伸曲运动。

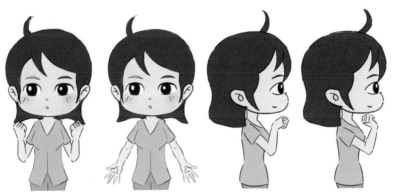

肘部的弯曲与伸直　　　　　　　　手腕向前向后弯曲

　　若自觉费力，可在他人协助下进行屈肘锻炼。

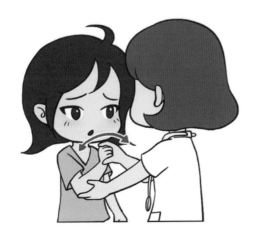

3. 术后4～6日

主要为肩关节的锻炼，患侧手触摸对侧肩（4日后开始，可用患侧手洗脸、刷牙、进食等）。上臂置于胸前做内收运动，避免外展。

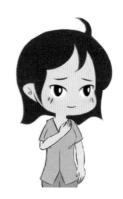

由于接近腋下切口处的瘢痕组织尚未形成，故早期进行锻炼可使三角肌、斜方肌和背阔肌尽快恢复功能。

4. 术后7～9日

做触及同侧耳朵的锻炼。

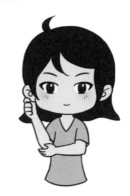

5. 术后10日

在医生协助下肩关节抬高90°。

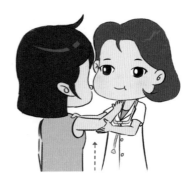

6. 术后11～14日

在他人或自己健侧手协助下，将患肢向身体前方上抬，活动肩关节至90°。

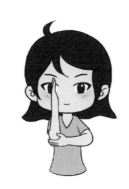

7. 术后15～17日

在健侧手帮助下低头手置颈后。

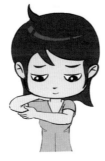 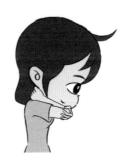

正面观　　　　　侧面观

8. 术后18～21日

患侧手置于颈后，抬头使肩关节抬高至160°。

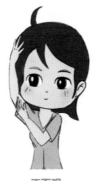 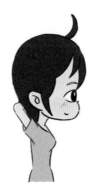

正面观　　　　　侧面观

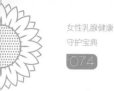
9. 术后3周

患侧前臂置于头顶触及对侧耳朵。

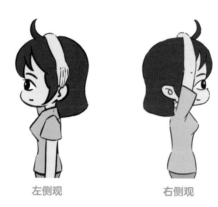

左侧观　　　　　右侧观

10. 术后3～4周

开始练习爬墙运动，循序渐进。手指沿墙壁向上伸，以术前记录高度为目标，每天做好记录，每次尽量向上伸，升至一定高度时，停留3～5秒，再慢慢放下，直至患侧手指能高举过头，自行梳理头发。

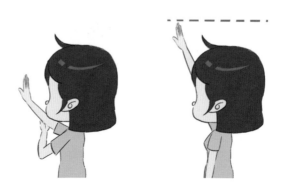

11. 出院后

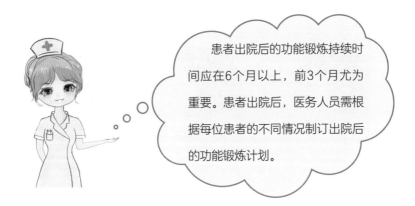

患者出院后的功能锻炼持续时间应在6个月以上，前3个月尤为重要。患者出院后，医务人员需根据每位患者的不同情况制订出院后的功能锻炼计划。

（1）上肢旋转运动 先将上肢自然下垂，五指伸直并拢，自身体前方逐渐抬高患肢至最高点，再从身体外侧逐渐恢复原位。

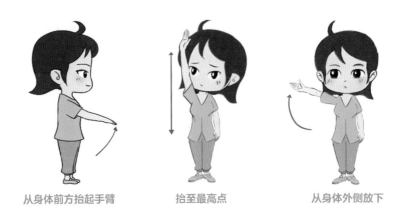

从身体前方抬起手臂　　　　　抬至最高点　　　　　从身体外侧放下

注意上肢高举是要尽量伸直，避免弯曲，动作应连贯，也可以从反方向进行锻炼。

（2）上肢后伸运动 患者上肢自然下垂，用力向后面摆动上肢，再恢复原位，反复进行，保持抬头挺胸。

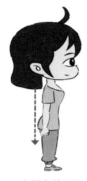 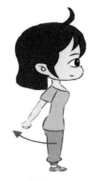 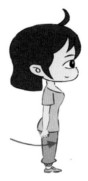

上肢自然下垂　　　　　用力向后摆动上肢　　　　　恢复原位

（3）拉绳运动 患者双手握住系在头部以上高度的杆子或挂钩上绳子的两端，双手轮流拉动两边绳端，使一边手臂抬高，患侧手臂抬高到被牵拉或疼痛为止，逐渐缩短绳子，直到患侧手臂抬高到额头。

 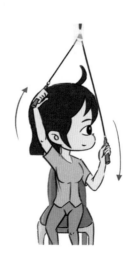 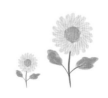

温馨提示

　　术后每天锻炼1～3次，每次15～20分钟。按时、准确进行功能锻炼，是患者上肢功能恢复的重要保证。

　　锻炼中既要防止动作过大、过猛影响伤口愈合，又要注意动作不能过小，以免影响锻炼效果，最好设计一个计划表，记录每天锻炼情况。

　　逐步增加锻炼动作及活动量。增加动作时不增加量，加量时不加动作，循序渐进，争取患侧上肢功能尽快恢复，最终达到功能锻炼的目的。

　　另外，应注意避免过度疲劳，以运动出汗，轻度呼吸加快，但不影响对话，晨起时感觉舒适，无持续的疲劳感和其他不适感为宜。

　　保乳手术相对传统手术方法来说虽然创伤小，并发症也少，恢复起来比较快，但乳腺癌保乳术后的患者仍需要康复锻炼。

　　凡有下列情况，需适当延迟活动肩关节，并减少活动量：

　　❶ 凡腋下积液，皮瓣未充分与胸、腋壁黏合者；

　　❷ 术后第3天腋窝引流较多，24小时大于60毫升者；

　　❸ 近腋区的皮瓣较大面积坏死或植皮近腋窝者。

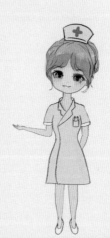

守护日记

　　2019年11月28日，今天我出院，我患侧有两个伤口，一个是前哨手术切口在腋窝前下方，一个是保乳手术切口在右侧乳腺外下象限，虽然右侧手臂活动没有问题，生活也基本能够自理，但由于都是横切口，手臂抬起时会有疼痛感，所以活动不自觉就减少了，术后也没有做相应的锻炼，后期出现了粘连，右侧手臂伸展不到原来的位置，不过不是很严重。后期经过半年多的锻炼，右侧手臂功能基本恢复正常。

温馨提示

　　术后的康复锻炼是非常必要的，特别是扫腋的病友一定按照要求进行患侧手臂的功能锻炼，后期放疗时手臂才能抬到要求的位置，从而保证放疗体位并能够按时放疗。

第六节 上肢淋巴水肿的 预防和控制

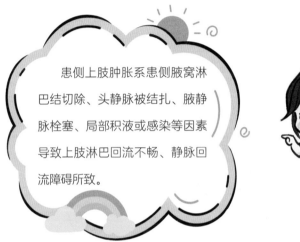

患侧上肢肿胀系患侧腋窝淋巴结切除、头静脉被结扎、腋静脉栓塞、局部积液或感染等因素导致上肢淋巴回流不畅、静脉回流障碍所致。

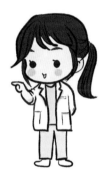

1. 禁忌动作

勿在患侧上肢测血压、抽血、静脉或皮下注射。

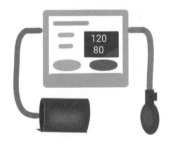
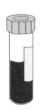
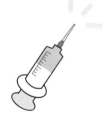

2. 保护患侧上肢

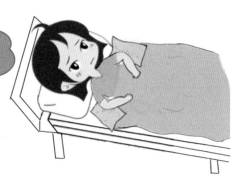

平卧时，患肢下方垫枕抬高 10°～15°，肘关节轻度屈曲。

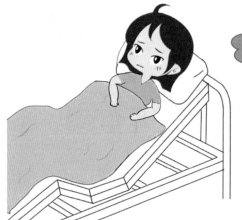

半卧位时，屈肘 90°放于胸腹部。

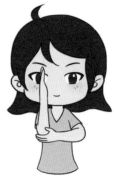

下床活动时，用吊带托或用健侧手将患肢抬高于胸前。需他人扶持时只能扶健侧。

3. 促进淋巴回流

（1）按摩患侧上肢。

（2）局部感染者，及时应用抗生素治疗。

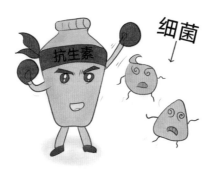

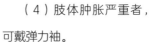

（3）进行握拳、屈伸肘运动。

（4）肢体肿胀严重者，可戴弹力袖。

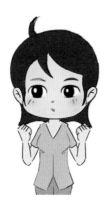

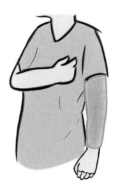

第六章
乳腺癌的化学药物治疗

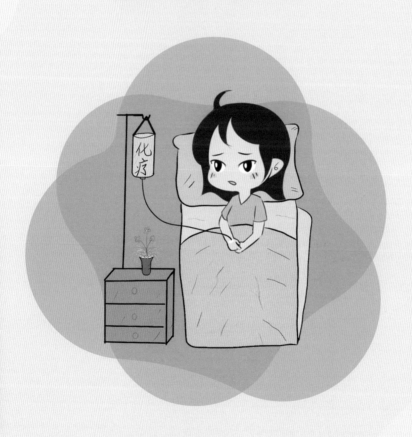

本章着重讲解乳腺癌的化学药物治疗方法，
以帮助乳腺癌患者减轻不良反应。

第一节　概述

1. 定义

　　化学药物治疗简称化疗，是一种应用特殊化学药物杀灭恶性肿瘤细胞或组织的治疗方法，往往是中晚期肿瘤患者综合治疗中的重要手段。

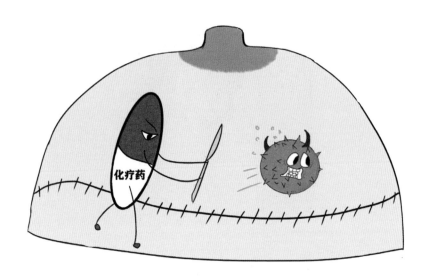

　　乳腺癌的化疗多采用几种药物联合应用，药物进入血液而遍布全身，是杀灭微小病灶的有效手段。

　　术前化疗也称为新辅助化疗。乳腺癌的辅助化疗即在手术之后所应用的旨在降低复发转移发生率的治疗手段，新辅助化疗是把这些辅助化疗提到手术之前。

2. 化疗方案的制订

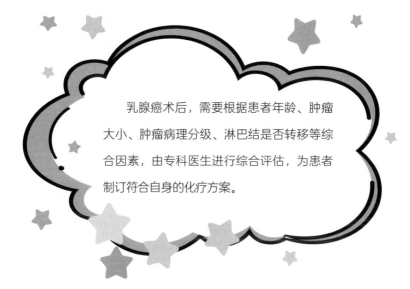

乳腺癌术后，需要根据患者年龄、肿瘤大小、肿瘤病理分级、淋巴结是否转移等综合因素，由专科医生进行综合评估，为患者制订符合自身的化疗方案。

3. 化疗静脉通路的选择

化疗药物经外周输注会引起不可逆的血管损伤，一旦外渗会引起局部组织的坏死，因此首次化疗前要完成中心静脉置管，包括经外周静脉置入中心静脉导管（PICC）或输液港。

PICC：指经上肢贵要静脉、肘正中静脉、头静脉、肱静脉、颈外静脉穿刺置管，尖端位于上腔静脉或下腔静脉的导管。PICC置入后，可以使用1年。携带导管期间，需要每周进行维护，内容包括更换输液接头、更换贴膜，冲洗导管、正压封管。

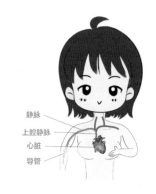

静脉
上腔静脉
心脏
导管

输液港：完全植入人体内的闭合输液装置，包括尖端位于上腔静脉的导管部分及埋植于皮下的注射座。输液港植入后，港座可以耐受22G无损伤针穿刺约2000次。携带导管期间需要每28天进行一次维护，维护内容包括扎入无损伤针进行港体冲洗，之后用肝素钠盐水进行正压封管。

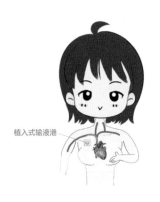

植入式输液港

PICC与输液港的区别

鉴别项	PICC	输液港
价格	便宜	较高
使用时间	1年	3~5年
置管时损伤	小	大
维护间隔时间	7天	28天
体表外露	有	无

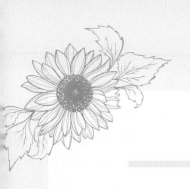

守护日记

　　2019年12月19日，今天我开始第一次化疗和靶向治疗，我认真阅读了主治医生给我的化疗注意事项，准备了冰帽和小冰块。第一次化疗比较慢，大约输了5个小时，全程我都采用了坐位，并头戴冰帽吃着小冰块儿。

　　在乳腺穿刺活检病理结果出来后，主治医生建议我做喝冰水锻炼。

温馨提示

　　建议病友们化疗时采取坐位或半坐位（国外推荐），在自己能耐受的情况下可以戴冰帽和吃小冰块儿（保护毛囊和胃黏膜）。

4. 常用化疗药物及不良反应

轻度变态反应：表现为脸红，伴有或不伴有瘙痒的红斑、胸闷、背痛、呼吸困难、药物热或战栗。

严重变态反应：其特征为低血压与支气管痉挛，需要中断治疗。

常用化疗药物	不良反应
卡培他滨	腹泻、恶心呕吐、腹痛、口炎等
盐酸吉西他滨	中性粒细胞减少、血小板减少较常见，骨髓抑制常为轻到中度
多柔比星	心脏毒性，表现为心动过缓、室上性心动过速、心肌炎和心力衰竭等
盐酸多柔比星脂质体	潮红、气短、面部水肿、头痛、战栗、背痛、胸部和喉部收窄感及低血压
盐酸表柔比星	心脏毒性较多柔比星轻
吡柔比星	心脏毒性、脱发比多柔比星轻
紫杉醇	变态反应是本药的特殊反应，可预防用药；较常见一过性心动过缓和低血压。也可出现周围神经病变、感觉运动异常，肌肉、关节酸痛、胃肠道反应及血液学毒性，后者与用药剂量有关
蛋白结合型紫杉醇	变态反应是本药的特殊反应，可预防用药；较常见一过性心动过缓和低血压。也可出现周围神经病变、感觉运动异常，肌肉、关节酸痛、胃肠道反应及血液学毒性，后者与用药剂量有关
多西他赛	中性粒细胞减少最常见且较严重；贫血、血小板减少、变态反应、肌肉关节酸痛及低血压也较常见
重酒石酸长春瑞滨	神经系统毒性，消化道自主神经系统功能障碍

守护日记

　　2019年12月26日，今天是我第二次输化疗药紫杉醇，为了保护血管我置了PICC，置管过程顺利，一点也不痛。今天化疗用了约2个小时。

温馨提示

　　化疗药物损伤血管比较严重，另外化疗药物外渗对局部组织会造成严重的损伤，建议各位病友根据具体情况，选用PICC、中心静脉导管（CVC）或者是输液港进行化疗药物输注。

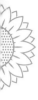

第二节 化疗的不良反应
及应对

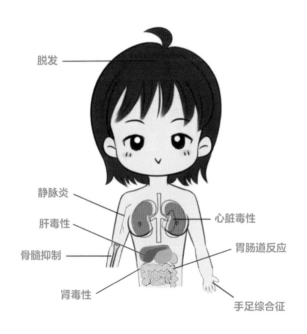

脱发

静脉炎
肝毒性
骨髓抑制
肾毒性

心脏毒性
胃肠道反应
手足综合征

　　化疗药物杀伤肿瘤细胞的同时，也会杀伤正常细胞，从而产生一系列的不良反应，主要体现在以下几方面：骨髓抑制、消化系统反应、黏膜炎、脱发等。

一　骨髓抑制

　　骨髓抑制主要表现在白细胞和中性粒细胞减少，在用药后7～14天白细胞降至最低，维持2～3天后缓慢回升。

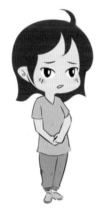

　　一定要遵从医嘱，定期复查血象，看化疗效果，是否有骨髓抑制，千万不能用其他抑制骨髓的药，如果出现发热等感染情况立刻去医院，防止感染中毒性休克的发生。

抑制白细胞、血小板、红细胞

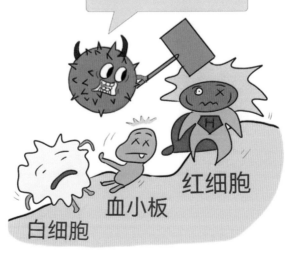

红细胞

血小板

白细胞

守护日记

　　2020年1月15日，今天我化疗后1个月拿着检查结果见主治医生，被医生"批了一顿"，问我吃了什么生化指标都升高了？我说：我看到我的白细胞降下来有些急，听病友说吃高蛋白食物可以升白细胞，所以我就吃了一些高蛋白的食物。大夫强调说正常饮食即可，增加户外活动和锻炼就可以升高白细胞。

温馨提示

　　化疗过程中白细胞都会受到影响，建议病友们多喝水，正常饮食，适度活动和锻炼升高白细胞。

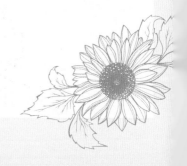

二 消化系统反应

化疗相关的胃肠道反应主要表现为恶心、呕吐、腹泻、纳差等，其出现的时间及反应程度除与化疗药物的种类有关外，常有较大的个体差异。患者一般在第1次用药时反应较强烈，以后逐渐减轻。

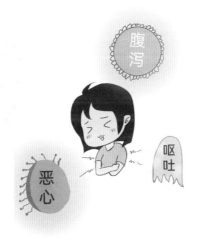

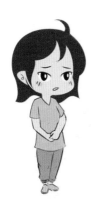

（1）合适的进餐时间　胃肠道症状最轻的时间进食，避免在治疗前后2小时内进食。

（2）饮食指导　给予高热量、富含蛋白质与维生素，适量纤维素、清淡、易消化饮食，以半流质为主，少量多餐。避免进食高糖、高脂、产气过多和辛辣的食物。

（3）胃肠道症状较严重时　可根据情况基于静脉补充营养、药物支持治疗。

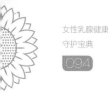
三 黏膜炎

化疗对于口腔黏膜造成的损害，可以导致局部疼痛、红肿或溃烂，这样会导致越来越严重的厌食和进食饮水困难、营养不良。食管和胃黏膜受损的典型表现是胸骨后或胃部的不适或烧灼感，可以伴有进食吞咽后加重，但它更常表现为顽固的恶心呕吐。

平时吃喝不能过热，从输注辅助药物开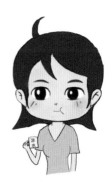始，直到全部输液结束后至少两小时都要持续降温，其他时间也要避免进食过热的食物和水。口腔黏膜降温，可使用含冰的水进行含漱，此时通过噘唇、鼓腮、翘舌等含漱动作，使冰水频繁接触到口腔内所有角落，并频繁小口吞咽，就可以使相关部位的黏膜降温。

四 脱发

化疗所致脱发只是暂时的，不会对头发造成永久性伤害，随着药物代谢、排出，化疗结束后头发会重新生长出来。脱发时可以用假发维护自我形象。

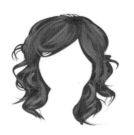
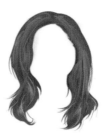
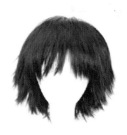

守护日记

　　2020年1月20日，今天早晨起来在枕巾上发现有很多头发，我开始脱发了，从开始脱发到头发脱完，再到开始长头发，期间大约有4个月的时间，这段时间我给自己准备了漂亮的假发和帽子，基本影响不大。化疗后我再长出来的头发更加浓密，而且还有自来卷，自我感觉挺漂亮的。

温馨提示

　　脱发是化疗药物非常常见的副作用，建议大家在开始脱发时佩戴假发或帽子度过脱发时期。

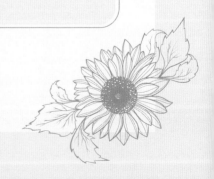

守护日记

  2020年3月5日，是个好日子，今天最后一次化疗，一共化疗12次，回顾近3个月的化疗过程，发生在我身上的不良反应有：

  ·脱发——收获光头一枚；

  ·恶心——期间偶有恶心两三次，不严重一会就过去了，未呕吐；

  ·便秘——目前已经调理正常；

  ·白细胞低——期间白细胞最低 3.81×10^9/L，3月4日白细胞为 4.86×10^9/L，恢复正常水平；

  ·手脚掌痒——发作时用冰敷效果不错；

  ·关节痛——较严重，坐着后背痛，躺着翻身痛，医生说逐渐会减轻的。

  后期经过一段时间药物代谢和活动锻炼关节，关节疼痛的确较前减轻很多。

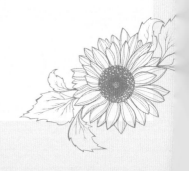

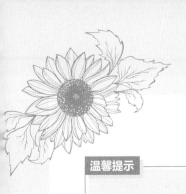

　　良好的配合有利于最大限度避免治疗痛苦和控制治疗风险、保证顺利完成化疗。化疗期间只有吃、睡、活动三者俱佳才可能保持良好的状态，保证化疗的顺利完成。

　　（1）化疗体位：化疗输液时建议以坐位为主。优点为便于配合用冰、活动下肢、防止入睡。

　　（2）化疗止吐：国际医学界强调化疗止吐采用预防为主的原则，必须以化疗全程没有任何恶心呕吐、进食体验完好如常为目标。

　　（3）保肝治疗：保肝治疗一般要在化疗结束后缓慢减量停药，化疗期间不要因为转氨酶正常而擅自调整用药，避免漏服药物，防止肝功反跳。

　　（4）静脉血栓预防：静脉血栓最可靠的预防方法就是保持频繁的下肢自主活动。

　　（5）黏膜炎预防：化疗药物对造血系统、毛囊、甲床、黏膜等增殖代谢迅速的组织都有损害作用，但

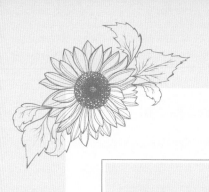

这些损害一般在化疗开始一段时间后才会表现出来。如果一旦舌头的味蕾、食管、胃的黏膜受损，便会导致越来越严重的厌食，以及恶心和呕吐。黏膜炎的预防，药物没有太好的效果，需要靠冰水降温。降温未必没有不适，但是回报丰厚。

冰水降温可使血管收缩，由血液带来的化疗药物相应减少；使黏膜代谢减缓，对化疗的损伤不再敏感。

需要注意的是，黏膜降温强调早、长、持续、充分，从输液开始到结束至少2小时都要持续降温，期间的进餐也要避免对降温的干扰。

具体方法如下。

❶ 含冰，使冰水频繁地接触到口腔内所有的角落，并频繁地小口吞咽。

❷ 准备好冰和水，一块含化。

❸ 用冰困难者至少要做到确保舌部，余处尽力而为。

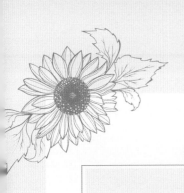

❹ 化疗还可以导致指（趾）甲、鼻黏膜的损害等，可以酌情降温预防。

❺ 平时胃部怕凉的可以提前训练用冰以求逐步适应。

（6）化疗后活动与饮食

❶ 化疗期间应适当活动（以不累为度，可以分时段进行），多饮水，利于药物代谢和升白细胞。

❷ 日常饮食：少量多餐有利于避免进食不适，食欲旺盛的尤其要避免一次进食过多和过快（不建议大补，包括食补和药补）。

第七章
乳腺癌的放射治疗

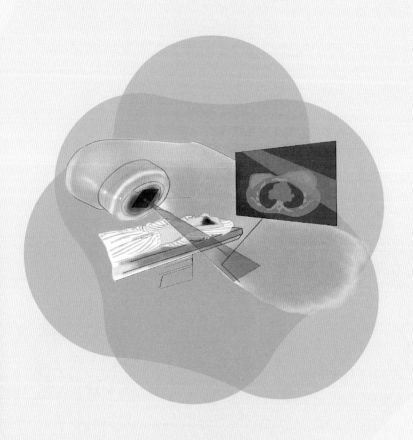

本章着重讲解乳腺癌的放射治疗方法，
以帮助乳腺癌患者根据个人情况，
配合医生进行治疗。

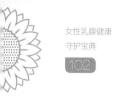
第一节　概述

　　放疗即放射治疗，是指通过放射线消灭和根治局部肿瘤的原发灶或转移灶。

　　癌细胞等快速生长的细胞对放射治疗的敏感性要远高于生长较慢的细胞。几乎所有的乳腺癌均可应用放射治疗，对于1期及2期的早期乳腺癌，放疗为一种局部治疗方法。

1. 适用范畴

　　广泛应用于保乳术后，乳房全切术后，局部晚期乳腺癌，局部复发；转移性患者有时也需放射治疗。

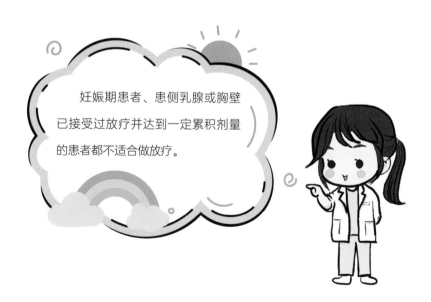

妊娠期患者、患侧乳腺或胸壁已接受过放疗并达到一定累积剂量的患者都不适合做放疗。

2. 乳腺癌的放疗方式

乳腺癌的放疗可以通过以下方式进行。

（1）远距离放疗，放射线来自于外部放射源，直接照射于整个乳腺及其周边淋巴结的放疗方式最常用。

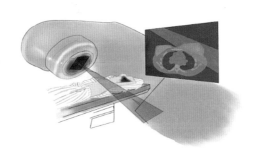

（2）近距离放疗，这种方法是将小剂量的放射物质贮存于管道中，并将其放置于乳腺组织中，通常需要放置数天时间，并且只能将其放置于病变组织之内。

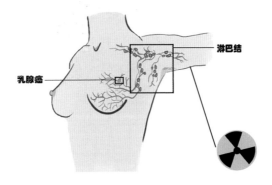

远距离放疗和近距离放疗，可联合序贯应用，但这种方法很少见。

3. 治疗方法

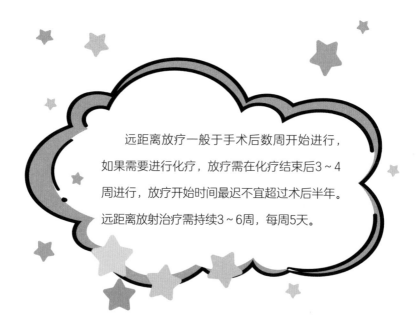

远距离放疗一般于手术后数周开始进行，如果需要进行化疗，放疗需在化疗结束后3～4周进行，放疗开始时间最迟不宜超过术后半年。远距离放射治疗需持续3～6周，每周5天。

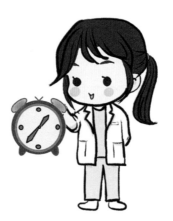

近距离放疗疗程短，仅2～5天。

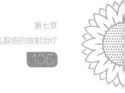

4. 不良反应

（1）远距离放疗的不良反应

疲劳是远距离放疗最常见的副作用。其他的不良反应包括皮肤过敏，如皮肤发痒、红肿、疼痛、脱皮、水疱、肿胀及感觉下降或感觉过敏等。

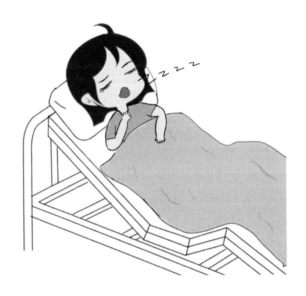

少部分患者会出现更加严重的并发症，如手臂肿胀、肺部损伤、神经损伤、心脏损害及肋骨的易损性增加。

（2）近距离放疗的不良反应

很少引起皮肤的反应，这种治疗方法会造成乳腺肿胀，可能会引起植入物部位的感染。

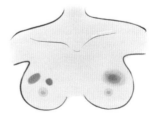

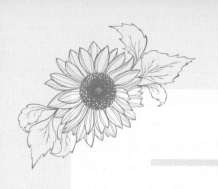

守护日记

　　2020年3月23日，今天到医院做放疗前定位，大夫告诉我，在放疗前、放疗后2小时皮肤要涂保护剂，并且要保护定位划线，可以冲水，但不能擦洗，衣服选择宽松棉质的。

　　2020年3月26日，今天放疗复位后，做了第一次放疗，没有任何感觉。

温馨提示

　　放疗后放射线在体内被吸收而产生辐射电离现象，有些患者会产生全身症状，如头晕、食欲减退、恶心、呕吐及白细胞下降等。

　　这些症状是人体免疫力下降的一种表现，尤其白细胞减至$3.9×10^9$/L，血小板降至$6×10^9$/L时，应暂停放疗，多休息，注意保暖，预防感冒，减少外出活动，避免与人群接触，以免引起交叉感染。每日至少开门、开窗通风1小时，定期检测血常规。

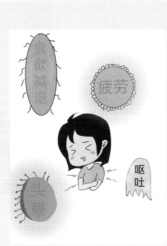

守护日记

2020年4月9日，今天第15次放疗，局部皮肤颜色变深、皮温略升高，无其他不适；全身感觉较前乏力。每天坚持放疗前后涂皮肤保护剂。

第二节　放疗的不良反应及应对

一　皮肤护理

乳腺癌患者术后的皮肤弹性差，放疗部位皮肤组织较薄，特别容易产生皮肤反应，应协助患者做好个人清洁卫生，放射野禁贴胶布，禁涂红汞、碘酊及化妆品等刺激性物品，清洗时勿用肥皂，标记如有褪色要及时找医师重新描画。

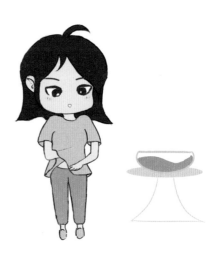

避免放射野皮肤机械性刺激，如禁用粗毛巾擦拭，穿宽松柔软的棉质衣物，建议不戴胸罩。避免放射野皮肤在阳光下暴晒和冷热刺激，避免对放射野内的皮肤搔抓，瘙痒只可用手轻拍或局部使用薄荷止痒水，切勿用手拨即将脱落的痂皮，防止局部破溃。

对湿性放射性皮炎，暂停放疗，可暴露皮肤损伤区，在局部清洗和抗感染的同时，可在医师指导下用药，如复方地塞米松软膏、康复新等药物，使其干燥愈合，促进皮肤修复。

放疗结束后仍需注意皮肤护理，因放射线对人体正常组织及肿瘤细胞的作用，还将保留一段时间，如果不注意放射野皮肤的保护，还有可能出现放射性皮炎。

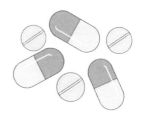

二　饮食调理

合理安排患者的治疗和进食的时间，鼓励其家属陪伴餐饮，保持口腔清洁，饭后用温开水漱口，避免过冷过热食物。鼓励患者多饮水，每日大于等于（≥）1500毫升，以利于毒素排出。给予患者高热量、高蛋白质、高维生素、低脂肪、易消化饮食，同时可选用红枣、薏苡仁、人参等为其炖汤喝，利于提高患者机体免疫功能。

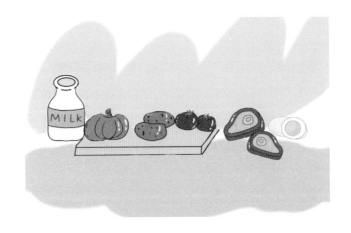

　　2020年4月30日今天第25次放疗，是最后一次了，9：00放疗结束后去见主治医师做放疗总结。主治医师检查了局部皮肤，诊断：放射性皮炎1度。主治医师告诉我接下来的2周局部症状会加重，注意保护皮肤，继续涂保护剂；出汗多时可以用水冲，但不要搓。然后把我拉入放疗结束群，有问题可以随时咨询医生。

　　2020年5月7日，今天是放疗结束第7天，局部皮肤红、肿、热、痛、痒症状较前加重，在家基本上是半裸，碰到衣服就又痒又痛，继续涂保护剂，还好没有皮肤破损，加油！

　　2020年5月14日，今天是放疗结束2周，局部皮肤依然红、肿、热、痛、痒，没有丝毫减轻。今天我要去医院输靶向药，回来后，发现乳头根部有淡黄色液体渗出、不痛，是衣服与之摩擦导致的，我用碘伏棉签每天局部消毒，5天后愈合。万幸！

　　2020年5月25日，今天是放疗结束25天，局部红、肿、热、痛、痒的症状较前减轻，腋窝内的皮肤开始蜕皮，开始恢复了，继续涂保护剂，坚持每天出去溜达一圈。

　　2020年7月11日，今天我上班了，局部皮肤基本恢复，颜色较健侧深一些，乳腺外侧皮肤还有些肿大，轻触还有些痛。

第八章
乳腺癌的靶向治疗

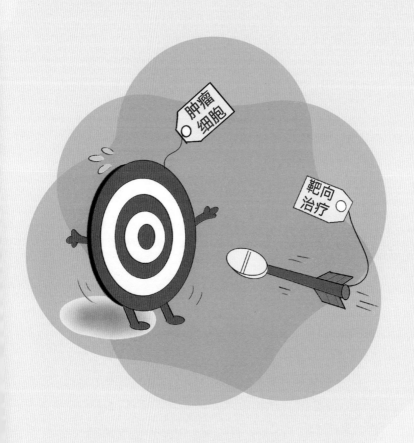

本章着重讲解乳腺癌的靶向治疗，
以帮助乳腺癌患者提高治疗依从性。

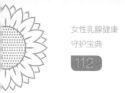

第一节　概述

靠向治疗，是在细胞分子水平上，针对已经明确的致癌位点的治疗方式（该位点可以是肿瘤细胞内部的一个蛋白分子，也可以是一个基因片段）。

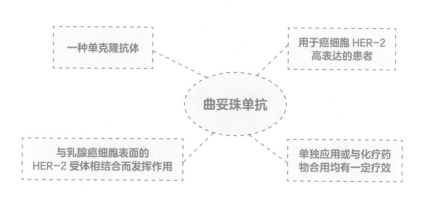

一种单克隆抗体

用于癌细胞 HER-2
高表达的患者

曲妥珠单抗

与乳腺癌细胞表面的
HER-2 受体相结合而发挥作用

单独应用或与化疗药
物合用均有一定疗效

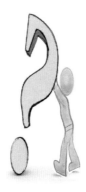

问：HER-2阳性一定要进行曲妥珠单抗治疗吗？

答：不一定。帕妥珠单抗和拉帕替尼的效果与曲妥珠单抗类似，有研究表明双靶向治疗疗效显著，具体情况需要根据患者病理结果及癌肿分期，由医生来制定治疗方案。

第二节　常用的靶向治疗药物

一　药物种类

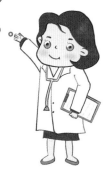

> 常用靶向治疗药物有曲妥珠单抗、帕妥珠单抗、伊尼妥单抗、吡咯替尼、曲妥珠单抗-美坦新偶联物（TDM-1）、注射用德曲妥珠单抗（T-DXd）、奈拉替尼等。

药物	适应证
曲妥珠单抗	术前、术后无淋巴结转移的HER-2阳性的低危乳腺癌患者
曲妥珠单抗+帕妥珠单抗	有淋巴结转移或无淋巴结转移但癌肿大于5厘米的高危患者
伊尼妥单抗和吡咯替尼	复发转移性乳腺癌或晚期乳腺癌的二线治疗
TDM-1	经双靶治疗后仍未缓解的乳腺癌患者
奈拉替尼	乳腺癌高危患者的辅助强化治疗

二　不良反应与注意事项

曲妥珠单抗作为单药治疗耐受性好，主要不良反应会发生在第1次输注曲妥珠单抗时，约40%患者出现战栗和（或）发热等输液相关症状。严重注射相关反应较罕见，通常发生在首次曲妥珠单抗输注2小时内，表现为呼吸困难、气管痉挛、呼吸窘迫等呼吸系统症状，一些患者可出现低血压、皮疹等变态反应。

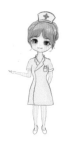

首次输注特重要，抢救设备要备齐。

输注时长九十分，密切观察两小时。

如若重反立停药，配合医师快抢救。

一般抢救很罕见，大家不要把心担。

曲妥珠单抗治疗中较常见无症状的左心室射血分数（LVEF）降低，有<3%转移性乳腺癌治疗患者出现有症状的心脏不良反应。

患者用药时应注意：

（1）评估患者的心功能状况。

（2）在用药前给予心电监护，生命体征平稳后方可给药。

（3）用药后15分钟观察心律、心率、血压、呼吸等有无异常。

（4）每30分钟巡视观察1次，直至药物使用结束后1小时。

曲妥珠单抗联合其他类药化疗，如表柔比星、环磷酰胺，患者存在心脏基础病变时，应注意重新评估者的心功能状况。

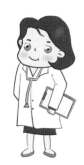

第九章
乳腺癌的内分泌治疗

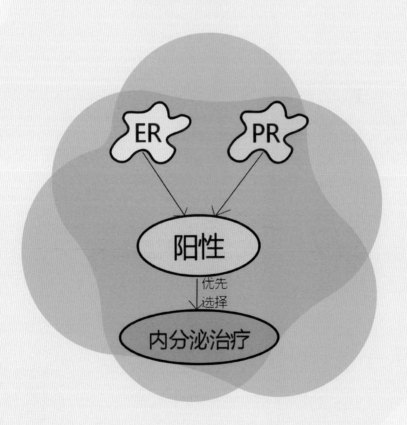

本章着重讲解乳腺癌的内分泌治疗方法，
以帮助乳腺癌患者提高治疗依从性，减轻不适。

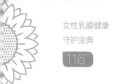

第一节 概述

由于乳房属于女性第二性征器官，乳房本身的发育和正常细胞的生长也离不开性激素（主要是雌激素）的影响。大约一半的乳腺癌病例受性激素刺激的影响较大，而降低体内性激素水平则有利于控制肿瘤生长。

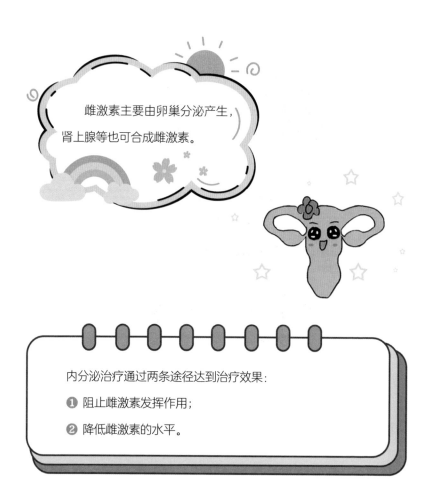

雌激素主要由卵巢分泌产生，肾上腺等也可合成雌激素。

内分泌治疗通过两条途径达到治疗效果：

❶ 阻止雌激素发挥作用；

❷ 降低雌激素的水平。

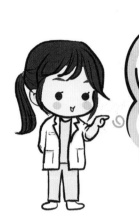

阻止雌激素发挥作用的药物又称抗雌激素制剂，这些药物对雌激素水平无影响，可以用于各种年龄的患者；绝经前的女性降低雌激素水平的方法包括药物治疗、手术治疗和放射治疗等。

❶ 药物治疗　可应用抑制卵巢功能的药物如戈舍瑞林达到治疗目的。

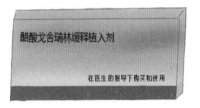

❷ 手术治疗　主要指切除双侧卵巢。

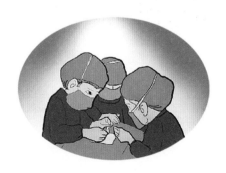

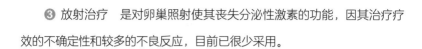

❸ 放射治疗　是对卵巢照射使其丧失分泌性激素的功能，因其治疗疗效的不确定性和较多的不良反应，目前已很少采用。

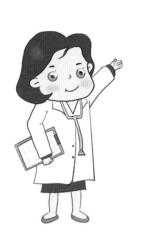

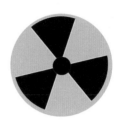

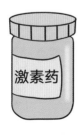

激素药

绝经后女性的雌激素主要来自肾上腺皮质等，抑制这些部位雌激素的转化即可降低雌激素水平。内分泌治疗只适用于癌细胞雌激素受体（ER）和/或孕激素受体（PR）阳性的患者，而阴性的患者内分泌治疗效果很差。

第二节　药物

一　抗雌激素药物

他莫昔芬（三苯氧胺）是过去应用最多的抗雌激素制剂，大量资料证实手术后服用，可以降低雌激素受体和／或孕激素受体阳性乳腺癌患者的复发转移机会，通常建议服药时间为5年。他莫昔芬还用于晚期乳腺癌的治疗。

托瑞米芬（法乐通）是另一种与他莫昔芬很相近的抗雌激素药物，适应证与他莫昔芬略有不同，但不良反应方面较他莫昔芬安全性较好。

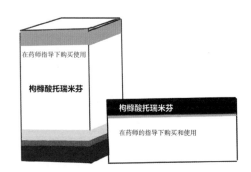

在药师指导下购买使用

枸橼酸托瑞米芬

枸橼酸托瑞米芬

在药师的指导下购买和使用

氟维司群是一种能够减少雌激素受体数量的药物，目前仅用于晚期乳腺癌患者。

二　降低雌激素水平的药物

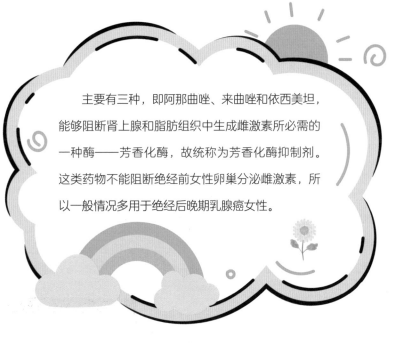

主要有三种，即阿那曲唑、来曲唑和依西美坦，能够阻断肾上腺和脂肪组织中生成雌激素所必需的一种酶——芳香化酶，故统称为芳香化酶抑制剂。这类药物不能阻断绝经前女性卵巢分泌雌激素，所以一般情况多用于绝经后晚期乳腺癌女性。

芳香化酶抑制剂的优缺点	
优点	缺点
不良反应轻，不会引起子宫内膜癌，凝血事件也很少发生	由于体内雌激素水平太低，可致骨质疏松，易发生骨折

唑来膦酸对服用芳香化酶抑制剂患者减少骨折的发生有益，推荐每半年应用一次。

第三节　药物不良反应的
观察与处理

一　他莫昔芬的不良反应

他莫昔芬的不良反应包括潮热、阴道排液、恶心和月经紊乱等。严重不良反应罕见，包括静脉内血栓形成（多见于下肢和肺），少数女性会增加罹患脑卒中及子宫内膜癌的危险性。因此任何异常阴道出血均应引起重视，应及时行盆腔检查和子宫内膜活检。

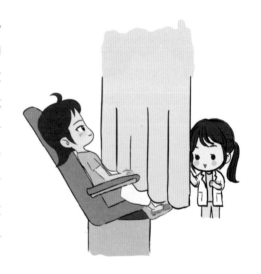

他莫昔芬兼有类雌激素样作用，用药期间可以出现子宫内膜增厚、卵巢囊肿和子宫息肉等。单纯子宫内膜增厚无需处理，子宫内膜癌多发生在绝经后患者。他莫昔芬还可造成脂质代谢异常、脂肪肝等。

托瑞米芬的某些不良反应发生率及表现较他莫昔芬低，尤其是在对脂质代谢的影响方面。

二 芳香化酶抑制剂的主要不良反应

芳香化酶抑制剂的主要不良反应为骨关节疼痛、僵硬，在小关节表现尤甚。

严重者可用布洛芬等非甾体抗炎药拮抗或更换其他药物。

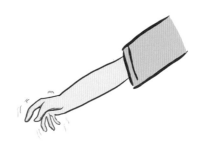

三 不良反应的护理措施

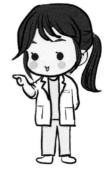

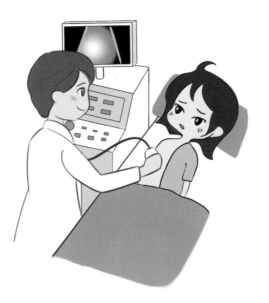

（1）内分泌治疗用药会引起暂时性的血小板减少、子宫内膜增厚、阴道流血、增加子宫癌的发生率，应定期复查子宫及附件情况。

（2）恶心、呕吐、食欲减退是药物治疗中最多见的不良反应。

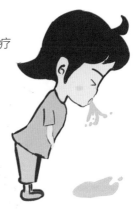

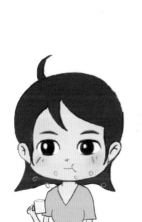

❶ 要加强口腔护理，用淡盐水或非刺激性的漱口液漱口，饮食宜细软、冷热适宜，不食辛辣、刺激性食物。

❷ 药物改变味觉，引起食欲减退、恶心、呕吐、腹泻等，使患者无法获得足够的营养补充。采取有效的方法来增进食欲，避免这些不良反应，是保证和改善患者体质、增强机体抵抗力的关键。

若改变食物味道或种类无助于恶心、呕吐的改善，需通过物理及药物的方法来预防和控制。

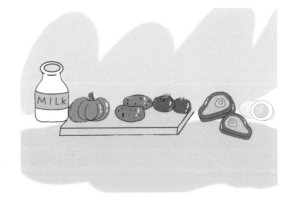

❸ 避免患者厌恶的饮食和气味，减少患者自己烹调。

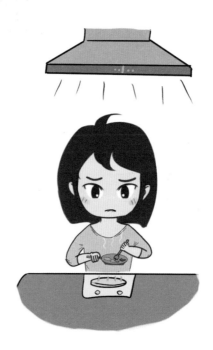

❹ 合理安排服药和进食时间，对胃肠道有刺激的药物安排在饭后服用。如食物会影响药物作用则药物安排在饭前服用，服药后再进食。

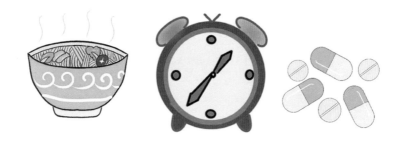

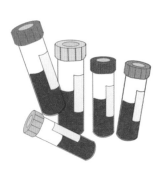

（3）组织器官损害是药物的毒性所致，通过定期监测血液各项指标，就不难发现肾功能和肝功能的变化。

（4）骨质疏松、脱发是由于药物不良反应造成的，只有少数患者会出现，日常可口服钙剂，多吃含钙的食物，如牛奶等来补充钙。

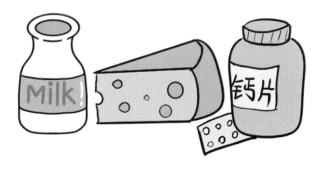

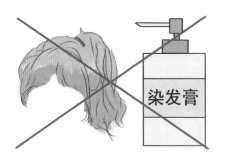

（5）生活中注意安全，防止骨折。洗头时应选用中性的香波和护发素，不要染发、烫发及用过紧的发带束发等。

第十章
乳腺癌康复期
自我管理

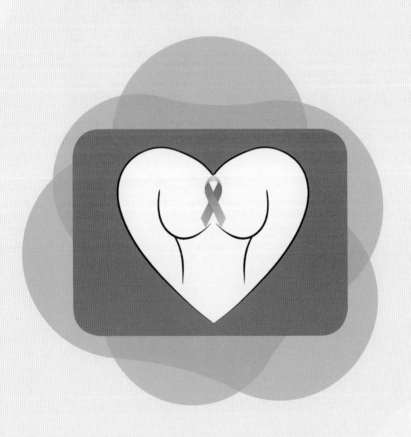

本章着重讲解乳腺癌康复期的综合自我管理，
以帮助乳腺癌患者提高生活质量。

一 饮食

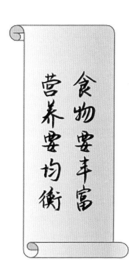

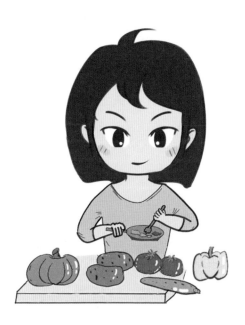

食物要丰富
营养要均衡

多吃：各种蔬菜、水果。

选择低脂食物，如少量的瘦肉、鱼及家禽。

摄入足够量的水。

少吃：高脂、高糖、高盐食物，含酒精的、烟熏的或腌制

的食品。

二　体育锻炼

1. 有规律地参加锻炼

（1）锻炼的意义

乳腺癌患者诊断后的锻炼能够降低乳腺癌复发率、乳腺癌病死率和总体病死率。

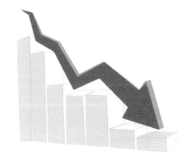

锻炼能够改善体质，减少淋巴水肿和并发症。

锻炼可缓解紧张和抑郁情绪，提高自我认知。

进行中等强度的有氧和耐力训练可以增加骨密度，提高心肺功能、肌肉力量。

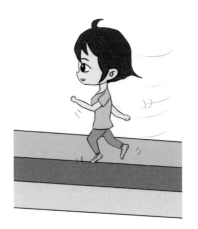

（2）如何进行锻炼

诊断后应避免静坐的生活方式，尽快恢复诊断以前的日常体力活动。

18~64岁成年患者，每周坚持至少150分钟的中等强度运动（大致为每周5次，每次30分钟）或75分钟的高强度有氧运动，力量性训练（大肌群抗阻运动）每周至少2次。锻炼时以10分钟为一组，最好保证每天都进行锻炼。

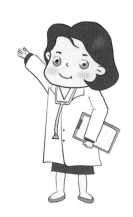

年龄＞65岁的老年患者应尽量按照以上推荐进行锻炼，如果合并有使行动受限的慢性疾病，则根据医师指导适当调整运动时间与运动强度，但应避免长时间处于不运动状态。

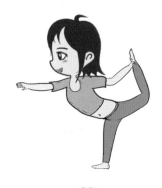

瑜伽

（3）适宜的运动方式

❶ 瑜伽可以提高身体功能，减轻疲乏和疼痛症状，并有效改善心理健康，缓解心理压力和焦虑症状，综合提高生活质量。

❷ 太极拳通过内向性的自我身心锻炼，使患者能够扶正祛邪，增强免疫功能、疏通经络，调和气血，消除紧张的情绪，提升自控能力。

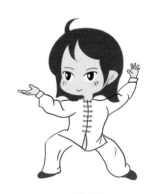

太极拳

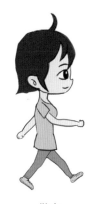

❸ 散步运动量小、简便易行，尤其适用于刚手术后，放化疗期间及体弱、年老患者的锻炼，可使人心情恬静，精神愉快，气血冲和。

散步

❹ 冥想通过一系列技法和途径，能达到缓解疲劳，减轻疼痛，改善睡眠，抗抑郁焦虑的目的。

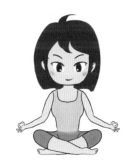

冥想

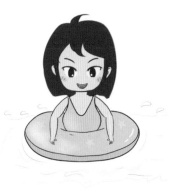

❺ 游泳是一种非常温和的有氧运动,有利于手术部位和上肢功能及关节功能的恢复,帮助患者重新建立自理能力。游泳还可以很好地锻炼腹部、背部和肩部肌肉力量。

游泳

2. 注意事项

患者如有以下特定的状况，则在进行运动锻炼时要格外注意。

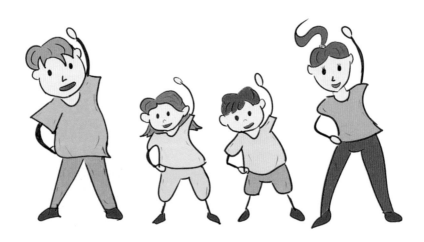

特定状况	注意事项
治疗后贫血	除了每天正常的锻炼，延期进行其他运动，直到贫血症状改善后再进行相关锻炼
免疫系统受损	避免在公众体育馆或游泳池进行锻炼，直到白细胞达到正常水平
严重疲劳感	每天保证10分钟的轻度锻炼
放疗后皮肤受损	尽量避免接触含氯的游泳池水
身体内置有导管或饲管	预防感染，避免接触感染源，如游泳池、湖泊或大海。避免导管周围处的肌肉力量训练（以免其发生移动）
神经末梢出现麻木或疼痛症状（次神经）、肌肉无力或动作无法协调	避免需要有平衡及协调感的运动，例如散步或慢跑

三 情绪管理

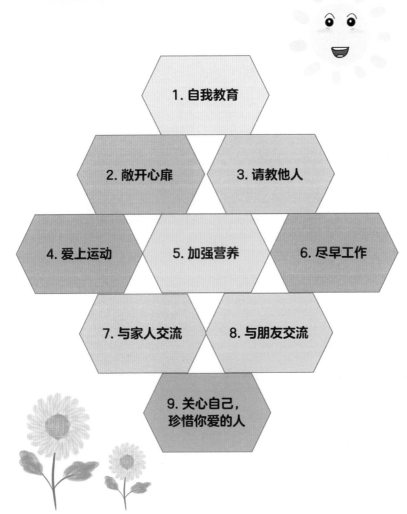

1. 自我教育

2. 敞开心扉
3. 请教他人

4. 爱上运动
5. 加强营养
6. 尽早工作

7. 与家人交流
8. 与朋友交流

9. 关心自己,
珍惜你爱的人

我的情绪我做主

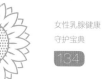

四 义乳的选择及佩戴

1. 义乳很重要

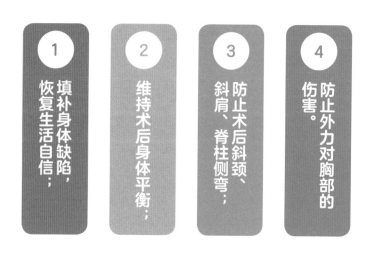

1. 填补身体缺陷，恢复生活自信；

2. 维持术后身体平衡；

3. 防止术后斜颈、斜肩、脊柱侧弯；

4. 防止外力对胸部的伤害。

2. 选择适合的义乳

义乳使用的材料大多为医用硅胶，其柔软度、密度都和正常的乳房非常相近，佩戴后的感觉、移动也很自然。根据患者手术部位和身材的不同，义乳分为许多类型。

义乳类型	适用人群	优点
对称三角形义乳	绝大多数患者	佩戴非常容易，并能合适地放入贴身的文胸内
非对称义乳	左右特定腋下切除手术患者	造型自然，能弯曲和伸展以顺应腋下手术切除的部分

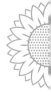

义乳造型	图片	适用的手术方式
水滴形		适合竖式清除的手术方式即除了乳腺组织清除外，上至锁骨部分肌肉也被清除者使用
三角形		适合单纯乳房切除者使用
螺旋形		有左右之分，适合手术中乳腺清除的范围较大，即锁骨及腋下部分均有肌肉组织清除者使用

3. 义乳的佩戴

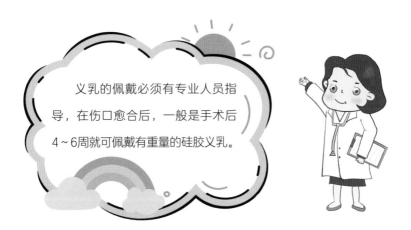

义乳的佩戴必须有专业人员指导，在伤口愈合后，一般是手术后4~6周就可佩戴有重量的硅胶义乳。

义乳需放入义乳文胸内使用。专为乳房切除术后而设的义乳文胸内有一个棉质的小布袋，可将义乳完全套入，亦可以维持义乳于正常位置。手术后佩戴文胸的胸围尺寸应以舒适为主。

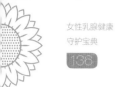

五 定期复查

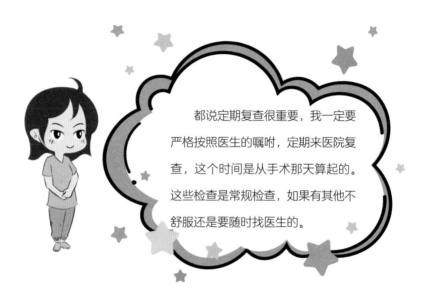

都说定期复查很重要，我一定要严格按照医生的嘱咐，定期来医院复查，这个时间是从手术那天算起的。这些检查是常规检查，如果有其他不舒服还是要随时找医生的。

复查项目	术后2年内	术后2~5年	术后5年后
乳腺及双腋窝彩超	每半年一次	每一年一次	每一年一次
腹部（肝、胆、脾、胰、双肾）彩超	每半年一次	每一年一次	每一年一次
盆腔子宫及双附件彩超	每半年一次	每一年一次	每一年一次
X线胸片	每半年一次	每一年一次	每一年一次
骨扫描	每一年一次	每一年一次	每两年一次

守护日记

　　2020年12月8日，今天是手术后一年的大复查，上午做的检查项目有生化、血常规、乳腺肿瘤标记物、乳腺及淋巴B超、妇科B超、乳腺钼靶、X线胸片。下午见了主治医生，医生说一切正常，继续目前的治疗。

　　我心情大好！回家继续坚持锻炼身体，保持愉悦的心情，合理营养，早睡早起，保持标准体重！

　　由于化疗、放疗、内分泌治疗的影响，我骨关节疼痛严重，采用数字疼痛强度量表评分为7分（化疗结束时），疼痛评分为9分（放疗结束时），常见的药物不良反应是骨关节疼痛，我通过24个月关节活动和关节锻炼，显著改善了我服用阿那曲唑引起的骨关节疼痛的症状，骨关节疼痛评分由9分下降为1分，目前我只有手指关节和足部踝关节晨起有轻微晨僵，通过积极的自我管理明显提高了生活质量。

我的关节活动计划

一　晨练

　　关节活动可有效缓解晨起各个关节的不适症状。我会每天晨起在床上活动关节5~10分钟，活动指、腕、肩、膝、髋关节5~10分钟，改善和缓解晨僵症状。具体关节活动方法：

　　❶ 指关节：十指交叉，两手相互拉拽手指，起到按压指关节的作用，可以适当增加拉拽的力量，手心相对10次，手背和手心相对各10次；双手按摩手掌和掌指关节各10次。

　　❷ 膝关节和肩关节：仰卧伸直双腿，双臂上举过头，平抬双腿屈膝，大腿靠近腹部同时上臂下移至体侧20次；俯卧，双腿向后屈膝，足跟找臀部，双腿放平20次，此动作后屈双腿和放平时，注意腹部发力。

❸ 髋关节：仰卧，一侧腿伸直，一侧腿屈膝，屈膝侧腿外展至床面后收回为一组动作，每侧20次，外展和收回时注意肌肉适度发力。

二　日常练习

加强骨关节的锻炼，可有效改善和缓解骨关节疼痛的程度。

我会每天有针对性地对疼痛的关节（肩关节、胸腰椎、髋关节、膝关节、足部踝关节、手指关节）进行锻炼，每天30～40分钟。

自编体操：做肘关节的屈伸；肩关节的外旋、内旋；扩胸运动；髋关节的外展、内旋；膝关节的提放、内旋外展；足部踝关节的勾、绷；腕部的屈伸、内旋外展动作；每个动作重复30～40次。双足跟着音乐做踏步运动，每天30～40分钟，音乐使锻炼时节奏感增强，同时增加锻炼的娱乐性。

运动：随着体能逐渐恢复，适当增加运动量，增强体质，提高身体免疫力。将康复锻炼计划调整为：每天晨起床上关节活动5～10分钟；起床后八段锦+太极拳每天30分钟；关节锻炼30～40分钟或游泳40～60分钟，每周3～4次。上班后根据自己身体情况，并兼顾生活及工作情况，将关节活动和锻炼计划调整为：每天晨起床上关节活动5～10分钟；起床后八段锦+太极拳每天30分钟；游泳每周3～4次，每次40～60分钟。

康复锻炼及骨关节疼痛症状改善情况（一）

康复锻炼时间	2020.3 （第1个月）	2020.5 （第3个月）	2020.11 （第9个月）
康复锻炼项目	关节活动5～10分钟，散步30～60分钟	关节活动5～10分钟，关节锻炼30～40分钟	关节活动5～10分钟，关节锻炼30～40分钟
骨关节疼痛症状	① 夜间经常疼醒，翻身时因关节疼痛呻吟 ② 晨起或久坐起身关节僵硬不能行走 ③ 腰背部疼痛频繁，容易感觉累 ④ 如厕起身困难 ⑤ 上下楼梯单腿迈步困难 ⑥ 晨僵：握拳困难，起床不能立即行走	① 夜间经常疼醒，翻身时因关节疼痛呻吟 ② 晨起或久坐起身关节僵硬不能行走 ③ 腰背部疼痛频繁，容易感觉累 ④ 如厕起身困难 ⑤ 上下楼梯单腿迈步困难 ⑥ 晨僵：握拳困难，起床不能立即行走	① 夜间基本不影响睡眠、翻身时关节疼痛可以忍受 ② 晨起或久坐起身，关节起步时虽关节僵硬但可缓慢行走 ③ 腰背部疼痛减少 ④ 如厕起身较前好 ⑤ 上下楼梯单腿迈步较前改善 ⑥ 晨僵：可以缓慢握拳，起床可缓慢行走
疼痛评分	7	9	6
疼痛程度	重度	重度	中度

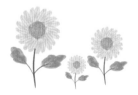

康复锻炼及骨关节疼痛症状改善情况（二）

康复锻炼时间	2021.5（第15个月）	2021.8（第18个月）	2022.2（第24个月）
康复锻炼项目	关节活动5～10分钟，关节锻炼30～40分钟	关节活动5～10分钟，关节锻炼30～40分钟或游泳30～60分钟，3～4次/周	关节活动5～10分钟，八段锦+太极拳30分钟/天，游泳3～4次/周，40～60分钟/次
骨关节疼痛症状	① 夜间不影响睡眠、翻身时关节疼痛消失 ② 晨起或久坐起身关节僵硬感觉不明显 ③ 腰背部疼痛在工作累时出现 ④ 如厕起身明显改善 ⑤ 上下楼梯单腿迈步基本正常 ⑥ 晨僵：手指关节感觉僵硬，可正常握拳，起床可立即行走，有轻微不适感	① 夜间睡眠良好 ② 腰背部疼痛在工作累时出现，程度较前减轻 ③ 晨僵：手指关节感觉僵硬，可正常握拳，起床可立即行走，有轻微不适感	① 夜间睡眠良好 ② 腰背部疼痛在工作累时偶有出现 ③ 晨僵：手指关节、足部踝关节感觉肿胀
疼痛评分	3	2	1
疼痛程度	轻微	轻微	轻微

第十一章
乳腺癌患者的性生活及生育问题

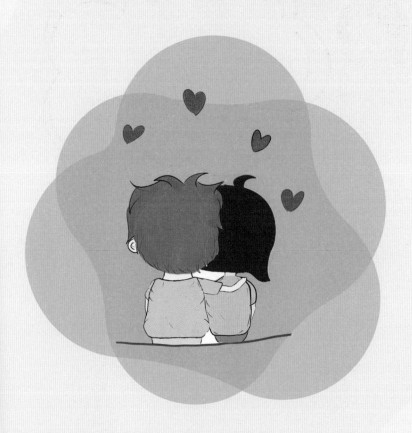

本章着重讲解乳腺癌患者的性生活及生育问题，
以帮助乳腺癌患者维持和谐的家庭关系。

一 癌症治疗对女性性欲望和性反应的影响

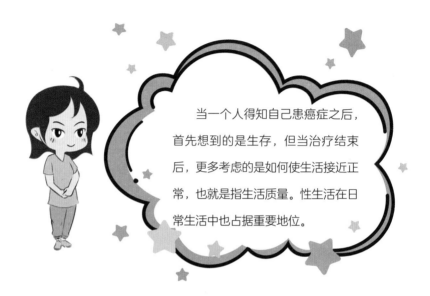

当一个人得知自己患癌症之后，首先想到的是生存，但当治疗结束后，更多考虑的是如何使生活接近正常，也就是指生活质量。性生活在日常生活中也占据重要地位。

1. 缺乏性欲

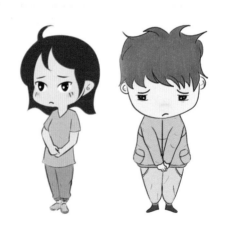

无论男性还是女性，在癌症治疗的过程中，至少在一段时期内对性生活缺乏兴趣。

2. 性交疼痛

性交疼痛是女性患者最常见的问题，常与阴道大小或润滑度的变化有关。而这些变化常发生于：

① 盆腔手术后；

② 放射治疗后；

③ 影响女性性激素的治疗后。

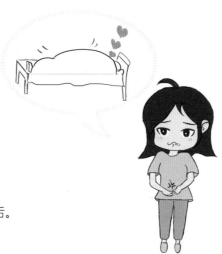

3. 提前绝经

影响女性性生活的另一种情况是提前绝经，提前绝经的女性有时雄激素水平也降低，会使性欲降低。

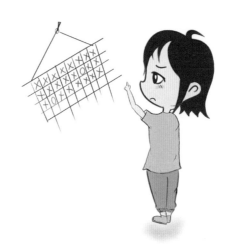

4. 化疗对性器官的影响

许多化疗药物都会损伤卵巢、减少性激素的分泌，这种损伤可以是短暂的，也可以是永久性的，而且确实会影响女性的生育能力。

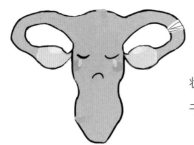

接受化疗的女性常常出现更年期症状，这些症状包括：潮热、性交时阴道干涩及紧缩、月经不规律及停经。

某些化疗药物影响全身的黏膜组织，也包括阴道黏膜。在化疗期间，这些部位的霉菌感染较常见，尤其是应用激素或大剂量抗生素时。

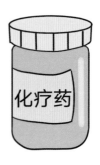

5. 化疗对性欲的影响

接受化疗的女性，其性欲减弱。会有胃部不适和虚弱的情况发生，致使性生活精力不足。

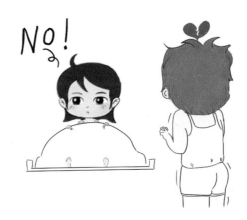

6. 激素治疗对性生活的影响

激素是治疗乳腺癌的常用药物，这些癌细胞常常对雌激素敏感。

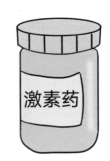

激素疗法的目的是耗尽这些肿瘤生长所需要的激素。少数女性出于治疗需要使卵巢失去功能，这些治疗都可能使患者出现更年期症状，包括潮热、月经紊乱或停经和阴道干涩。

二 乳腺癌患者的生育问题

1.乳腺癌治疗对生殖系统的影响

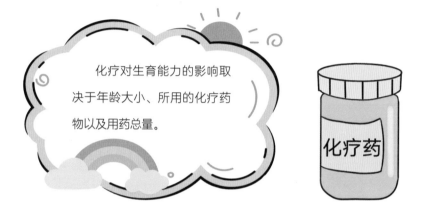

化疗对生育能力的影响取决于年龄大小、所用的化疗药物以及用药总量。

化疗药

乳腺癌治疗可能损害卵巢功能，影响生育。主要表现为40岁以前即出现闭经。虽然大多数年轻人接受化疗后还有生育能力，但也存在由于卵巢功能损害而丧失生育能力的可能性，这对于还有生育要求的女性十分重要。

年龄越大、用药量越高对卵巢功能的损害就越严重。

35岁以上的危险性高于35岁以下者。多种化疗药物会对生殖系统产生影响，烷化剂最易损害卵子和卵巢功能，而环磷酰胺是一种乳腺癌最常用的烷化剂。

40岁以下的女性，约有一半会在化疗期间停经，但多数会在化疗结束后不久恢复月经。每位接受化疗的女性都有提前绝经的危险，有些甚至在化疗结束后直接进入绝经期，而另一些则发生在数年之后。

2. 有生育计划的女性在化疗开始前可采取的措施

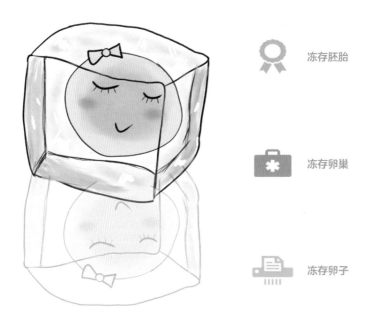

冻存胚胎

冻存卵巢

冻存卵子

3. 化疗期间如何保护卵巢功能

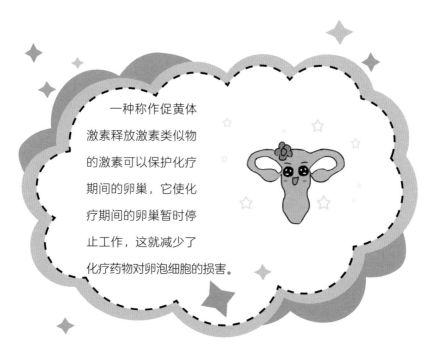

一种称作促黄体激素释放激素类似物的激素可以保护化疗期间的卵巢，它使化疗期间的卵巢暂时停止工作，这就减少了化疗药物对卵泡细胞的损害。

化疗后有几条途径可以生育：

❶ 自然和辅助怀孕：许多女性在治疗后可以自然怀孕，如果化疗没有直接进入绝经期，自然怀孕为最佳选择。

❷ 冻存胚胎、卵子和卵巢组织。

❸ 卵子和胚胎供体：化疗致不孕或提前绝经的女性可以接受供体卵或供体胚胎而怀孕。供体卵可与伴侣的精子结合形成胚胎，然后植入不孕女性的子宫。若用年轻、健康女性的卵子会增加成功的机会。

4. 乳腺癌治疗后多久怀孕

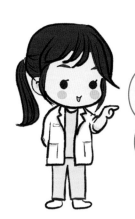

　　一般患乳腺癌的女性需在治疗2～5年后再怀孕。因为，这一时段是乳腺癌复发的高峰期。

　　怀孕前还应了解化疗是否对心脏和肺造成损伤，因为一些未知的损伤在怀孕的压力下可能显现出来。

　　服用他莫昔芬期间怀孕是不可取的，因为他莫昔芬可能会对胎儿发育造成永久性损伤。

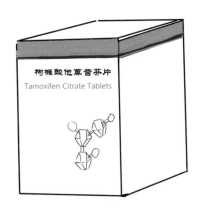

枸橼酸他莫昔芬片
Tamoxifen Citrate Tablets

第十二章
乳腺癌的复发和转移

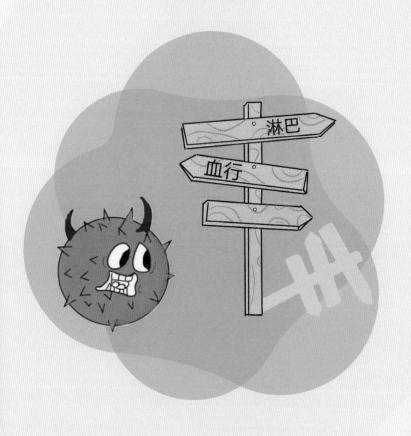

本章着重讲解乳腺癌的复发和转移，
以帮助乳腺癌患者了解乳腺癌复发和转移的相关知识。

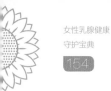

一　局部复发

局部复发是指肿瘤发生在与原发肿瘤相同位置或毗邻的地方，例如接受过右乳肿物切除手术之后肿瘤在几乎相同的位置复发，这就是局部复发，也称乳房内复发。

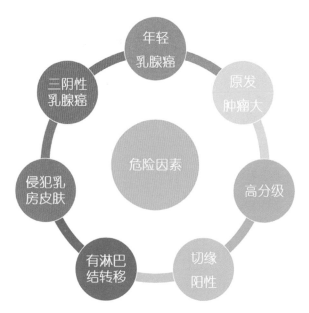

治疗手段：手术、放疗、化疗、内分泌治疗。

二　区域复发

区域复发是指癌细胞突破原有肿瘤的区域并且出现在附近的淋巴结中，如腋下、内乳、锁骨上淋巴结等。

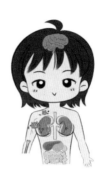

区域复发的类型		
腋下淋巴结复发:癌细胞在患侧的腋下淋巴结中复发	锁骨上淋巴结复发:癌细胞在锁骨上的淋巴结中复发，偶尔也在锁骨下淋巴结中复发	内乳淋巴结复发:癌细胞在靠近胸部中央的内乳淋巴结中复发

　　治疗：若可以手术，则是最好的去除肿瘤、控制癌症的方法，且手术之后的放疗可以进一步杀死癌细胞。若已无法手术，复发区域的放疗则是首选，而其他淋巴结区域也需要放疗以防复发。由于有较高的远处转移风险，在手术、放疗或两者联合进行之后，推荐化疗或内分泌治疗或两者联合治疗。

三　远处转移性复发

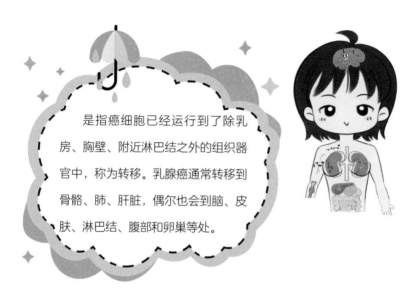

是指癌细胞已经运行到了除乳房、胸壁、附近淋巴结之外的组织器官中，称为转移。乳腺癌通常转移到骨骼、肺、肝脏，偶尔也会到脑、皮肤、淋巴结、腹部和卵巢等处。

转移部位	症状
骨骼	骨痛
肺	持续的干咳，呼吸困难，呼吸急促，胸痛
肝	食欲减退，腹部压痛不适，持续的恶心、呕吐、体重减轻，黄疸
脑	严重的疼痛，视觉障碍，新发症状（如虚弱、麻木、失衡），持续的不能被其他原因解释的恶心

　　乳腺癌远处转移后的治疗包括化疗、内分泌治疗或两者联合。放疗多被用于缓解转移引起的症状。

　　治疗的目的主要是：减少癌症相关症状；减少治疗相关的不良反应；尽可能改善生活质量；获得更长的生存期。

第十三章
生活方式与饮食

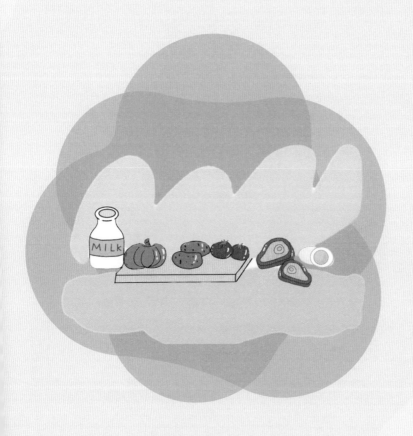

本章着重讲解乳腺癌患者的生活方式与饮食，
以帮助乳腺癌患者保持良好的营养状态、增加治疗耐受性、
改善治疗效果、提高生活质量。

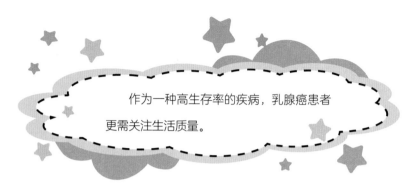

作为一种高生存率的疾病，乳腺癌患者更需关注生活质量。

乳腺癌五年临床治愈率见下表。

分期	治愈率
Ⅰ期（早期）	＞90%
Ⅱ期（中期）	80%～85%
Ⅲ期（局部晚期）	50%～60%
Ⅳ期（晚期）	20%

　　癌症患者生存期的长短与临床分期密切相关。发现越早，治愈的概率就越大，癌症的早期发现、早期确诊、早期治疗不仅明显提高了生存率，而且有更高的生活质量。

　　乳腺癌患者获得长期生存后，不仅需要长期的医疗保障和康复锻炼，而且需要接受日常生活指导，以形成和坚持健康的生活方式，从而改善治疗效果，提高生活质量。

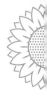

第一节　生活方式影响乳腺癌预后

越来越多的循证医学证据表明，乳腺癌患者的生活方式会影响预后。

乳腺癌患者诊断后的膳食营养状况、体重变化、体力活动状况及吸烟饮酒等个人生活方式，均与肿瘤转移复发、无病生存率和病死率相关。

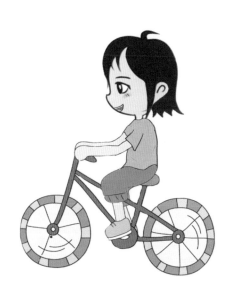

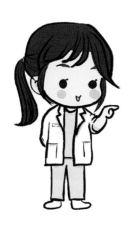

以下是给乳腺癌患者改善生活方式的推荐意见。

达到和保持健康的体重至关重要。

1. 体重变化与乳腺癌预后息息相关

❶ 体重增加：与保持体重不变（＜±5%）者相比，体重增加≥5.0%的乳腺癌患者，全国死亡风险增加12%；体重增加≥10.0%者，增加23%。

全国死亡风险值增加比例

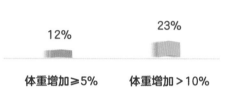

12%	23%
体重增加≥5%	体重增加＞10%

❷ 与体重不变者相比，乳腺癌诊断后如果体重指数增加0.5～2.0kg/m²，复发风险增高40%；增加2.0kg/m²以上，复发风险增加53%。

复发风险增加比例

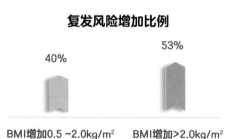

40%	53%
BMI增加0.5～2.0kg/m²	BMI增加＞2.0kg/m²

❸ 体重下降：通过低脂饮食平均减重0.45kg，可以明显降低绝经后乳腺癌患者复发风险。

对于一般超重和肥胖者，降低5%～10%的体重就能获得健康收益，这样的结论应也适用于乳腺癌患者；但对于抗癌治疗后处于营养不良或体重过轻的患者，进一步减重会降低生活质量，影响治疗的实施，减缓康复或增加并发症。

2. 维持健康体重需要"动静结合"

维持健康体重需要饮食和运动两个方面相结合。

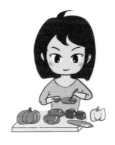

乳腺癌患者在治疗结束后，应尽快使体重达到健康范围，即BMI指数为 $18.5 \sim 23.9 \mathrm{kg/m}^2$。

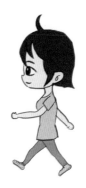

饮食能使能量"进入身体"，运动能够"利用能量"。两者要均衡，动静结合，才能保证乳腺癌患者的健康。

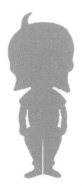
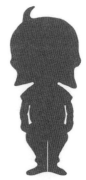

≤ 18.5kg/m²	18.5 ~ 23.9kg/m²	24.0 ~ 27.9kg/m²	28.0 ~ 31.9kg/m²	≥ 32kg/m²
偏轻	正常	过重	肥胖	过度肥胖

第二节 调整膳食结构

一 合理膳食带来的获益

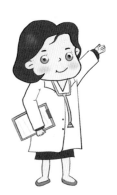

　　膳食结构和食物选择与乳腺癌患者的疾病进展、复发风险、总体生存率有关。

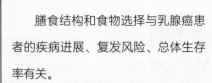

| 富含蔬菜水果、全谷物、禽肉和鱼的膳食结构 | VS | 富含精制谷物、红肉和加工肉、甜点、高脂乳类制品和油炸薯类的膳食结构 |

- ➢ 可以使乳腺癌患者的总体病死率降低 43%。

- ➢ 每降低 20% 的膳食能量，就能降低 24% 的乳腺癌复发风险。

　　乳腺癌治疗容易引起食欲减退，从而造成营养摄入不足，合理膳食能够增加患者的营养，保证患者有足够的营养补充。

二 合理膳食应讲究质量

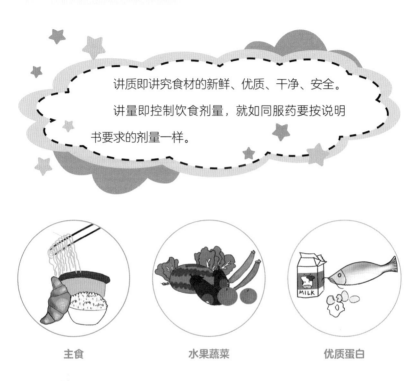

讲质即讲究食材的新鲜、优质、干净、安全。

讲量即控制饮食剂量，就如同服药要按说明书要求的剂量一样。

主食　　　　　水果蔬菜　　　　　优质蛋白

《中国肿瘤营养治疗指南》中积极倡导饮食多样性，避免只吃精粮、复合加工食物。

指南建议盘中应该由谷物（主食）、水果蔬菜、优质蛋白（鱼、蛋、奶等）组成，比例约为4∶3∶3。

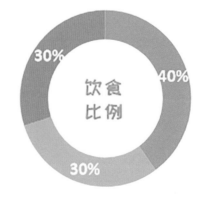

30%
40%
饮食
比例
30%

三　乳腺癌患者饮食原则

| 维持充足的热能 | 保持健康的体重 | 摄入有抗癌作用的食物 |

| 补充适量糖类 | 饮食原则 | 补充足量的水分 |

| 供给易消化吸收的蛋白质食物 | 增加维生素的摄取 | 保障食物多样性 |

四　乳腺癌患者饮食禁忌

禁忌1：忌烟、酒、咖啡、辣椒、桂皮等辛辣刺激性食物。

禁忌2：忌肥腻、油煎、霉变、腌制食物。

禁忌3：不吃陈旧变质的食物。

禁忌4：少吃熏、烤、腌、泡、炸、过咸的食物。

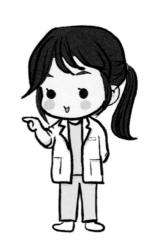

五 手术前后的合理膳食

（1）术前如何合理安排饮食？

乳腺癌切除术以及淋巴结清扫术会对机体造成创伤。建议术前1～2周内适量增加营养。

较消瘦的人要给予高热量、高蛋白质、高维生素的膳食，使患者能在短期内增加体重。

对较肥胖的人要给予高蛋白质、低脂肪的膳食，以储存部分蛋白质并消耗体内脂肪。

（2）乳腺癌患者术前推荐食谱

a. 早餐：

- ➢ 豆包1个
- ➢ 鸡蛋1个
- ➢ 豆浆250毫升
- ➢ 拌芹菜腐竹（芹菜50克、腐竹15克，油、盐各少许）

b. 午餐：

- ➢ 米饭2两
- ➢ 红烧鸭块魔芋（鸭块150克，魔芋20克）

c. 晚餐：

- ➢ 蒲公英粥1碗
- ➢ 两面发糕1两
- ➢ 清蒸鱼（鱼150克）
- ➢ 蒜蓉油麦菜胡萝卜（油麦菜250克，胡萝卜少许）

（3）乳腺癌患者术后饮食原则：

术后禁食6小时，如无恶心、呕吐，可先进食流质饮食，再逐步过渡到半流质或普通饮食。

乳腺癌患者术后的蛋白质需要量比正常人高，注意营养的补充，宜给高蛋白、高营养、高维生素、低脂肪饮食。

不要偏信或依赖某些营养品，合理选择海产品、瘦肉、乳制品。忌食辛辣、蜂王浆等食品。

食物种类丰富多样，主食应粗细粮结合；多吃富含维生素A、维生素C、维生素E的食品，多吃蔬菜和水果。

常吃含有能抑制致癌作用的食物，如苤蓝、包心菜、胡萝卜、蒜、鱼等。

乳腺癌患者术后宜吃海带、海藻、紫菜、牡蛎、芦笋等具有化痰软坚散结功能的食物。

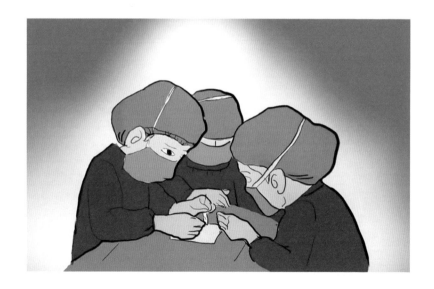

（4）术后如何合理安排饮食？

术后1~2日	可进食流质饮食，如牛奶、豆浆、米汤、藕粉、麦片粥等
术后3~4日	可改为半流质饮食，如肉末米粥、蔬菜面条汤等
术后1周	可进软食及易消化的少渣食品，如鸡蛋羹、肉泥烂面条，少食油腻、多脂肪食物

拆线下床后，给予易消化的高蛋白饮食，如鱼虾、瘦肉、豆腐等。

乳腺癌患者术后口干、口渴时，可少量多次饮温开水、果汁，如西瓜汁、苹果汁等。

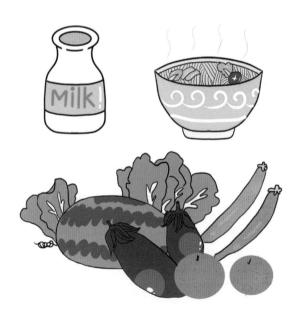

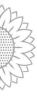

（5）乳腺癌患者术后推荐食谱

a. 早餐：

➢ 馄饨1碗（中等大小，面粉50克，肉50克，菜75克）

➢ 加餐：蒸嫩蛋羹1个

b. 午餐：

➢ 鸡蓉碎菜粥（鸡肉20克，碎菜25克，大米50克）

➢ 肉末茄丝（肉50克，茄子200克）

c. 晚餐：

➢ 小疙瘩汤碎菜甩鸡蛋（面粉50克，碎菜25克，鸡蛋30克）

➢ 素烩冬瓜条（冬瓜150克）

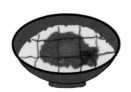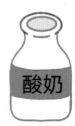

注意事项：术后患者开始饮食可选用半流食或软饭，忌油腻、油炸食品。如果胆固醇高，上午加餐的鸡蛋羹换成低脂酸奶。

六　化疗期间的合理膳食

化疗期间要注意营养调养，以提高机体对化疗的耐受力，才能保证化疗顺利完成。

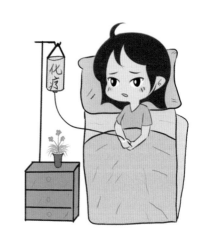

化疗会引起口腔炎、味觉损害等，患者饮食以清淡易消化为宜，避免刺激、油腻的食物，少量多餐，如果患有口腔炎，带酸味、辣味的食物避免食用。此外，还要鼓励患者多饮水，多吃水果。

（1）化疗期间如何合理安排进食？

❶ 化疗前：化疗前4小时进食早餐，当化疗药物引起呕吐时，胃内容物已排空，可防止呕吐。

❷ 化疗中：化疗中少吃或不吃午餐，这样可以达到少吃少吐、不吃不吐的目的。

❸ 化疗后：化疗后晚餐可以晚些吃，等化疗药物的不良反应减弱到几乎没有恶心、呕吐感时再进食即可。

（2）化疗期间饮食注意事项——适宜摄入

化疗期间需多食用高蛋白质食物，如鱼类、瘦肉、乳类、鸡、红枣等，能防止化疗引起的白细胞、血小板和免疫力下降等。

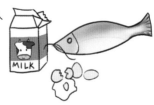

化疗后的患者应该增加饮水的次数
与数量，从而通过尿液排出体内毒素。
此外，水分还能帮助人体调节体温、吸
收营养、排出废物等。

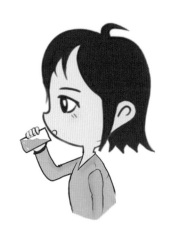

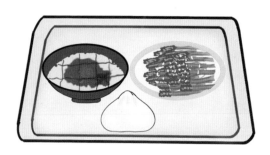

化疗期间，患者会
因食欲不佳而造成营养
不良，导致不能尽快康
复。为了使患者增加胃
口，应该让菜品做到色
香味俱全。

适当进食富含维生素C和
B族维生素的水果，如西瓜、
猕猴桃、苹果、梨等，能够有
效提高免疫力。

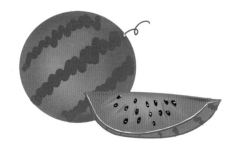

（3）化疗期间饮食注意事项——禁忌摄入

❶ 避免重口味：在化疗期间，患者应该注意口味清淡，可以多摄取少油、少盐制成的蔬果菌菇，避免过辣过咸的重口味食品。

❷ 忌食油炸类：忌食油炸类食物，少吃腌渍食品，不吃酸渍、盐腌、霉变、烟熏，或过甜、过烫、过硬、过冷，或含色素、香精的食物，并远离烟酒。

（4）针对化疗期间不良反应该如何进行饮食护养？

❶ 总原则：

缓慢进食或饮水，避免过饱，少食多餐。

不在进食时喝水或饮料，可在餐前或餐后1小时饮用。

避免甜食、油炸或多脂食品，可饮水果汁。

宜进冷食或与室温相同的食物。

如恶心发生在清晨，可起床前吃一些饼干、烤面包等。

口含姜片、冰块或薄荷。

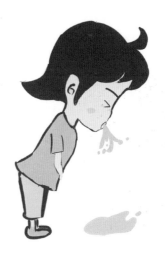

恶心呕吐

❷ 不良反应——便秘的饮食养护

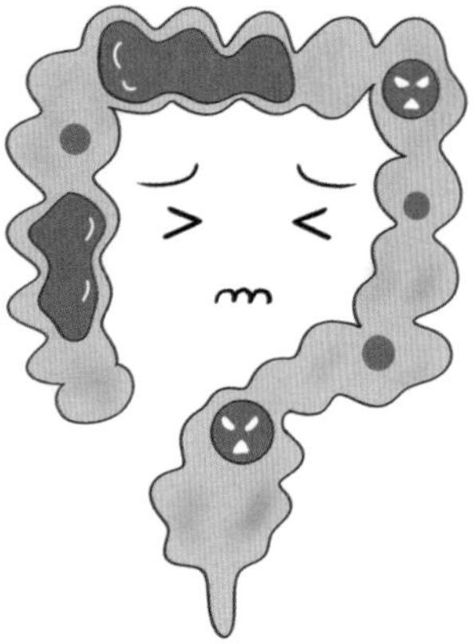

注意多喝水。

进食富含纤维素的食物、蔬菜、水果，能一定程度上缓解便秘。

必要时可以让医生给予缓泻剂，复方芦荟胶囊、麻仁润肠丸是常用的制剂。

❸ 不良反应——腹泻的饮食养护

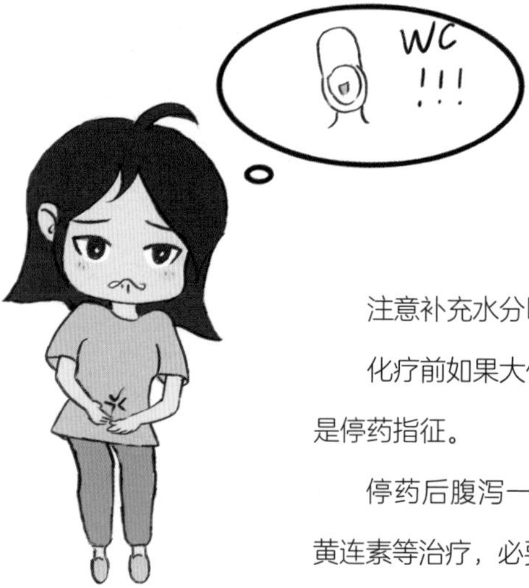

少食富含纤维素的食物，以免引起或加重腹泻症状。

少喝咖啡、茶、酒等刺激性饮品。少吃辛辣、油腻的食物。

注意补充水分以及苹果等含钾的食物。

化疗前如果大便正常，化疗后腹泻超过5次/天，是停药指征。

停药后腹泻一般会缓解，可用藿香正气胶囊、黄连素等治疗，必要时需要用抗感染药物治疗。

（5）乳腺癌患者化疗推荐食谱

a.早餐

薏米大枣阿胶粥（阿胶有5克即可，薏米25克，大枣3枚，大米25克）

茶鸡蛋1个

豆浆1杯（250毫升）

加餐：果蔬汁250毫升

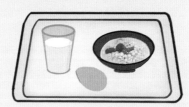

b.午餐

小米海参粥1碗

杏仁糕50克

枸杞子乌鸡汤（乌鸡120克，枸杞子少许）

清炒小白菜胡萝卜（小白菜250克，胡萝卜少许）

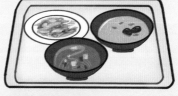

c.晚餐

小豆包50～100克

红烧海鱼（鱼150克）

清炒芦笋（芦笋150克）

晚加餐：坚果10～15克或牛奶250毫升+饼干2块（或其他点心）

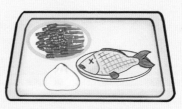

注意事项：化疗食谱中有汤类，最好先吃肉最后少喝汤，以免造成饱胀感影响进食或恶心症状加重。

七 放疗期间的合理膳食

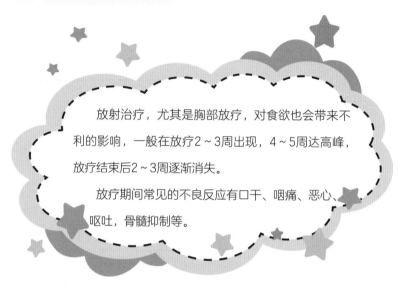

放射治疗，尤其是胸部放疗，对食欲也会带来不利的影响，一般在放疗2～3周出现，4～5周达高峰，放疗结束后2～3周逐渐消失。

放疗期间常见的不良反应有口干、咽痛、恶心、呕吐，骨髓抑制等。

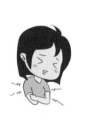

口干、咽痛

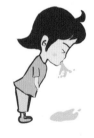

恶心、呕吐

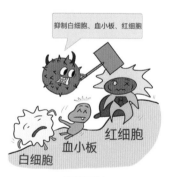

抑制白细胞、血小板、红细胞

红细胞

血小板

白细胞

骨髓抑制

放疗时食欲缺乏是最多见的，还可能有厌食、味觉迟钝等情况发生，患者要多进食，饮食以营养丰富、清淡易消化的食品为佳。

应调动患者的视、嗅觉以增加食欲，饮食采用少食多餐的方式。

（1）乳腺癌患者放疗期间饮食

口干、咽痛：可食清凉、无刺激性食物，避免坚硬、粗糙的食物；饭菜温度不宜过热，肉要剁碎，蔬菜或水果可榨汁食用；症状严重者，可在饭前含服或吞咽少量利多卡因溶液，然后进食，疼痛会明显减轻。

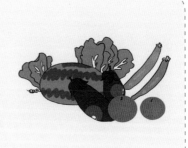

恶心、呕吐：注意清淡饮食，少油腻，少食多餐。

菜中可放姜汁以调味，避免不新鲜或气味怪异的蛋白质食物。

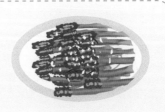

骨髓抑制：为防止血象下降，要注意加强营养，多食鸡、鸭、鱼等，还可选择含铁较多的食品，如动物肝脏、肾脏等。

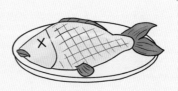

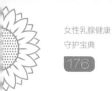

（2）乳腺癌患者放疗推荐食谱

a.早餐：

小米绿豆山药大枣粥1碗

蒸蛋羹1个

豆浆250毫升

上午加餐：雪梨银耳冰糖羹

（搅拌机捣碎成泥状）

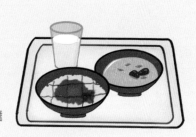

b.午餐：

红豆软饭100克（红豆15克，大米85克）

黄芪荸荠乳鸽煲（荸荠10克，乳鸽120克，黄芪少许）

香芹百合（香芹200克，鲜百合10克）

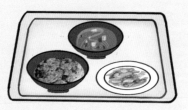

c.晚餐：

两面馒头50～100克

肉炒蘑菇（肉50克，蘑菇150克）

凉拌海藻（海藻100克，油盐少许）

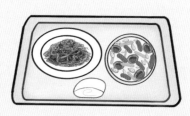

注意事项：汤类菜要喝汤吃肉。

八　戒烟禁酒

（1）为什么要戒烟

　　建议乳腺癌患者尽量避免吸烟、被动吸烟。吸烟的乳腺癌患者应及早戒烟。中国妇女主动吸烟率仅为2.5%，但总体暴露于二手烟的比例为71.6%。被动吸烟使绝经后或肥胖的乳腺癌患者发生不良预后的风险更高。

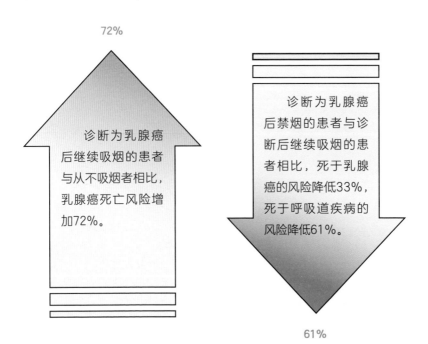

72%

诊断为乳腺癌后继续吸烟的患者与从不吸烟者相比，乳腺癌死亡风险增加72%。

诊断为乳腺癌后禁烟的患者与诊断后继续吸烟的患者相比，死于乳腺癌的风险降低33%，死于呼吸道疾病的风险降低61%。

61%

（2）为何要禁酒

乳腺癌患者应尽量
避免乙醇摄入

1
现有证据已经确认乙醇摄入与多种癌症（如口腔癌、肝癌、咽癌、喉癌、乳腺癌、食管癌和大肠癌等）存在关联。

2
已诊断为癌症的患者，患第二原发癌的风险会增高。

3
乙醇能够增高外周血雌激素浓度，可能会增加乳腺癌复发风险和死亡风险。

4
与不饮酒者相比，饮酒的患者，乳腺癌复发风险增加，乳腺癌死亡风险增加；尤其在绝经后及超重和肥胖女性中复发风险更高。

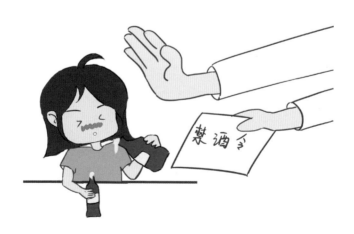

九 根据医师建议使用保健品

（1）什么是保健品?

保健品指声称具有特定保健功能或以补充维生素、矿物质为目的的食品，欧美国家一般称为"膳食补充剂"，包括维生素、矿物质、草药、氨基酸等。

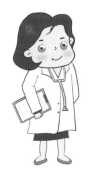

迄今都未能证实保健品能够改善癌症患者的预后，相反还可能增加死亡风险。

各种膳食补充剂和复合维生素与早期乳腺癌诊断后的复发、乳腺癌病死率和总体病死率没有关系。

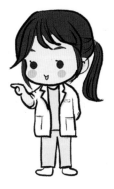

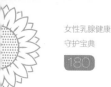

（2）如何正确应用保健品？

1 乳腺癌患者应尽量从饮食中获取必要的营养素。

2 在临床表现或生化指标提示营养素缺乏时，才需要考虑服用营养素补充剂。

3 当患者无法从食物中摄取足够的营养素，摄入量仅为推荐量的 2/3 时，可以考虑服用营养素补充剂，此类诊断应由营养师进行。

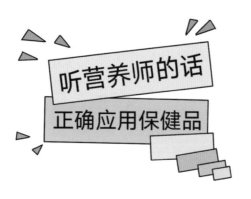

听营养师的话
正确应用保健品

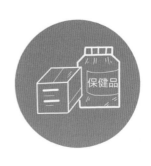

保健品

健康的体重、均衡的营养、适度的运动为我们的健康保驾护航！

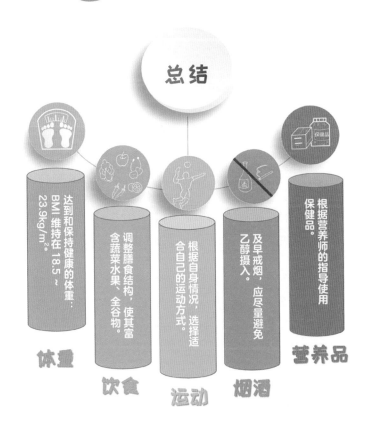

总结

达到和保持健康的体重：BMI 维持在 18.5～23.9kg/m²。

调整膳食结构，使其富含蔬菜水果、全谷物。

根据自身情况，选择适合自己的运动方式。

及早戒烟，应尽量避免乙醇摄入。

根据营养师的指导使用保健品。

体重

饮食

运动

烟酒

营养品

第十四章
中医治疗

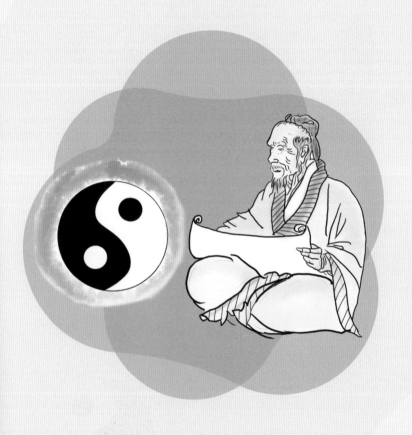

本章着重讲解乳腺癌的中医治疗方法,
以提高乳腺癌患者对中医治疗的认知。

一 中医治疗的作用

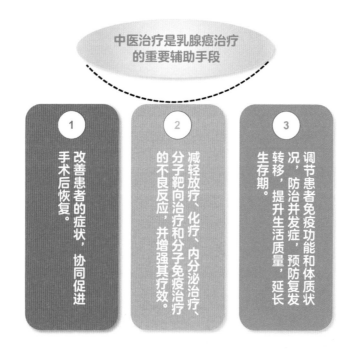

中医治疗是乳腺癌治疗的重要辅助手段

1 改善患者的症状，协同促进手术后恢复。

2 减轻放疗、化疗、内分泌治疗、分子靶向治疗和分子免疫治疗的不良反应，并增强其疗效。

3 调节患者免疫功能和体质状况，防治并发症，预防复发转移，提升生活质量，延长生存期。

二 中医治疗的原则

根据乳腺癌的发病机制和特点，结合辨证论治与"因人制宜"的方法，临床上主张"分期辨证"治疗，即在围手术期、围化疗期、围放疗期和巩固（康复）期几个阶段，以"扶正""祛邪"为治疗总则，涵盖乳腺癌治疗的全病程期。

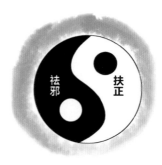

三　中医治疗的适应人群

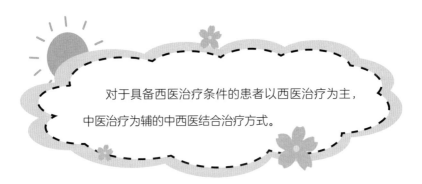

对于具备西医治疗条件的患者以西医治疗为主，中医治疗为辅的中西医结合治疗方式。

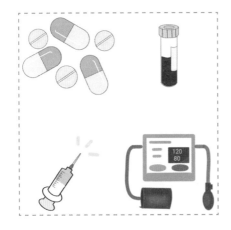

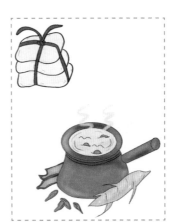

对于不适合或者不愿意接受西医治疗的患者，可采用单纯中医治疗方式。

四 中医治疗的类型

中药制剂（中药汤剂、中药颗粒剂、中成药、中药注射剂、外用制剂等）、非药物治疗（如针灸）等。

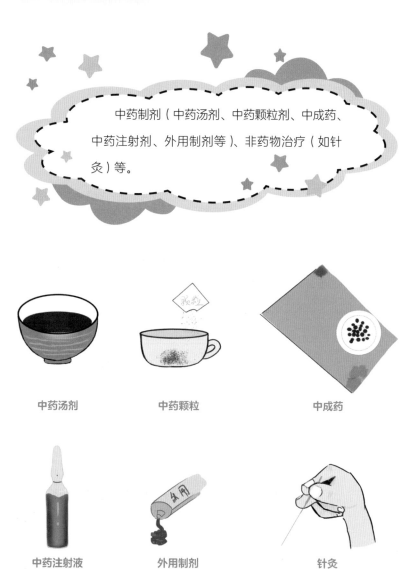

中药汤剂   中药颗粒   中成药

中药注射液   外用制剂   针灸

五　中医治疗的方法

情志调养：改善患者的心理承受能力和身心状态，这对于乳腺癌患者的康复有临床积极意义。

功能锻炼：如太极拳、五禽戏等，有助于康复。

饮食疗法：合理的膳食调摄既是养生必需的，也是治疗的一部分，中医尚有药膳特色。

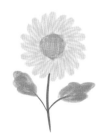
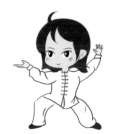
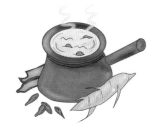

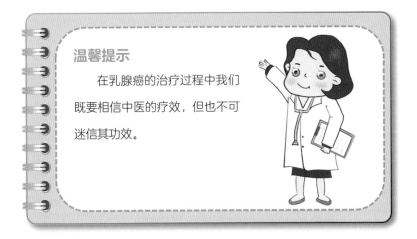

温馨提示

在乳腺癌的治疗过程中我们既要相信中医的疗效，但也不可迷信其功效。

参考文献

[1] 林恩·哈特曼, 查尔斯·洛普利. 梅奥拯救乳房全书[M]. 北京: 北京科学技术出版社, 2007.

[2] 李金锋. 如何应对乳腺癌[M]. 北京: 机械工业出版社, 科学技术文献出版社, 2017.

[3] 曹伟新, 李乐之. 外科护理学[M]. 4版. 北京: 人民卫生出版社, 2006.

[4] 郑莹. 中国乳腺癌患者生活方式指南[J]. 全科医学临床与教育, 2017, 15 (02): 124-128.

[5] Allemani C, et al. Lancet. 2018, 391 (10125): 1023-1075.

[6] 中国抗癌协会乳腺癌专业委员会. 中国抗癌协会乳腺癌诊治指南与规范 (2020年版). 中国癌症杂志, 2017, 27 (9): 695-759.

[7] Chan DS, et al. AnnOncol, 2014, 25 (10): 1901-1914.

[8] Chlebowski RT, et al. Cancer, 2018.

[9] Magné N, et al. CritRevOncolHematol. 2011, 80 (3): 450-459.

[10] 张雪芳, 张莉主编. 乳腺癌患者宜吃食物. [M]. 北京: 金盾出版社, 2015.

[11] 邵静, 贾建敏. 河南省外科现代护理理论与循证实践新进展学习班论文集. 2014.

[12] 曾青山. 家庭健康: 医学科普, 2016 (4): 17.

[13] 孙莉红, 陈英. 全科护理, 2011, 9 (35): 3268.

[14] 徐河兵. 应对乳腺癌专家谈. 北京: 中国协和医科大学出版社, 2014.

[15] 王仲照. 乳腺癌患者护理与家庭照顾. 北京: 中国协和医科大学出版社, 2016.

[16] 朱爱华. 肿瘤疾病饮食调养专家谈. 合肥: 安徽科学技术出版社, 2018.

[17] 王炳高, 王翠平, 牟宗珂主编. 乳腺癌全程管理学. 西安: 西安交通大学出版社, 2014.

[18] 邹天宁, 王雪芹, 柘磊. 乳腺癌的护理与健康. 昆明: 云南科技出版社, 2015.

[19] 金玉春, 杨兴华. 得了乳腺癌怎么办[M]. 北京: 人民军医出版社, 2015.

[20] 马飞, 卢雯平, 徐兵河. 乳腺癌全方位全周期健康管理[M]. 上海: 上海科学技术出版社, 2018.

[21] 胡维勤. 快速调理乳腺癌[M]. 哈尔滨: 黑龙江科学技术出版社, 2018.

[22] 郭中宁, 等. 专家帮你解读乳腺癌[M]. 2版. 北京: 人民卫生出版社, 2014.

[23] Lahartl M, et al. ActaOncol. 2015, 54（5）: 635-654.

[24] 沈瑞芮. 论瑜伽与乳腺癌的研究进展[J]. 运动, 2018（12）: 81.

[25] 文洁. 乳腺癌患者的生活方式指南[J]. 健康向导, 2017（2）: 48-49.

[26] 张孝娟, 等. 乳腺癌患者如何运动[J]. 健康管理, 2016.

[27] Passarelli MN, et al. JClinOncol, 2016, 34（12）: 1315-1322.

[28] Kwan ML, et al. JClinOncol, 2010, 28（29）: 4410-4416.